RELATION

HISTORIQUE ET MÉDICALE.

RELATION

HISTORIQUE

ET

MÉDICALE

DE L'ÉPIDÉMIE CHOLÉRIQUE QUI A RÉGNÉ A MARSEILLE

PENDANT L'ANNÉE 1854.

PAR

Le Docteur SIRUS-PIRONDY,

Chirurgien en chef à l'Hôtel-Dieu.

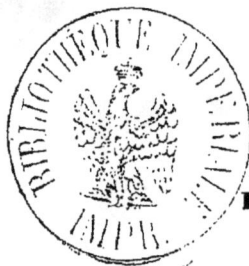

Je n'enseigne pas, je raconte.
MONTAIGNE.

SE TROUVE :

Au Bureau du MONITEUR DES HOPITAUX, Quai de l'Horloge, 21,
Et chez LABÉ, Libraire-Éditeur, Place de l'École de Médecine.

PARIS. — 1859.

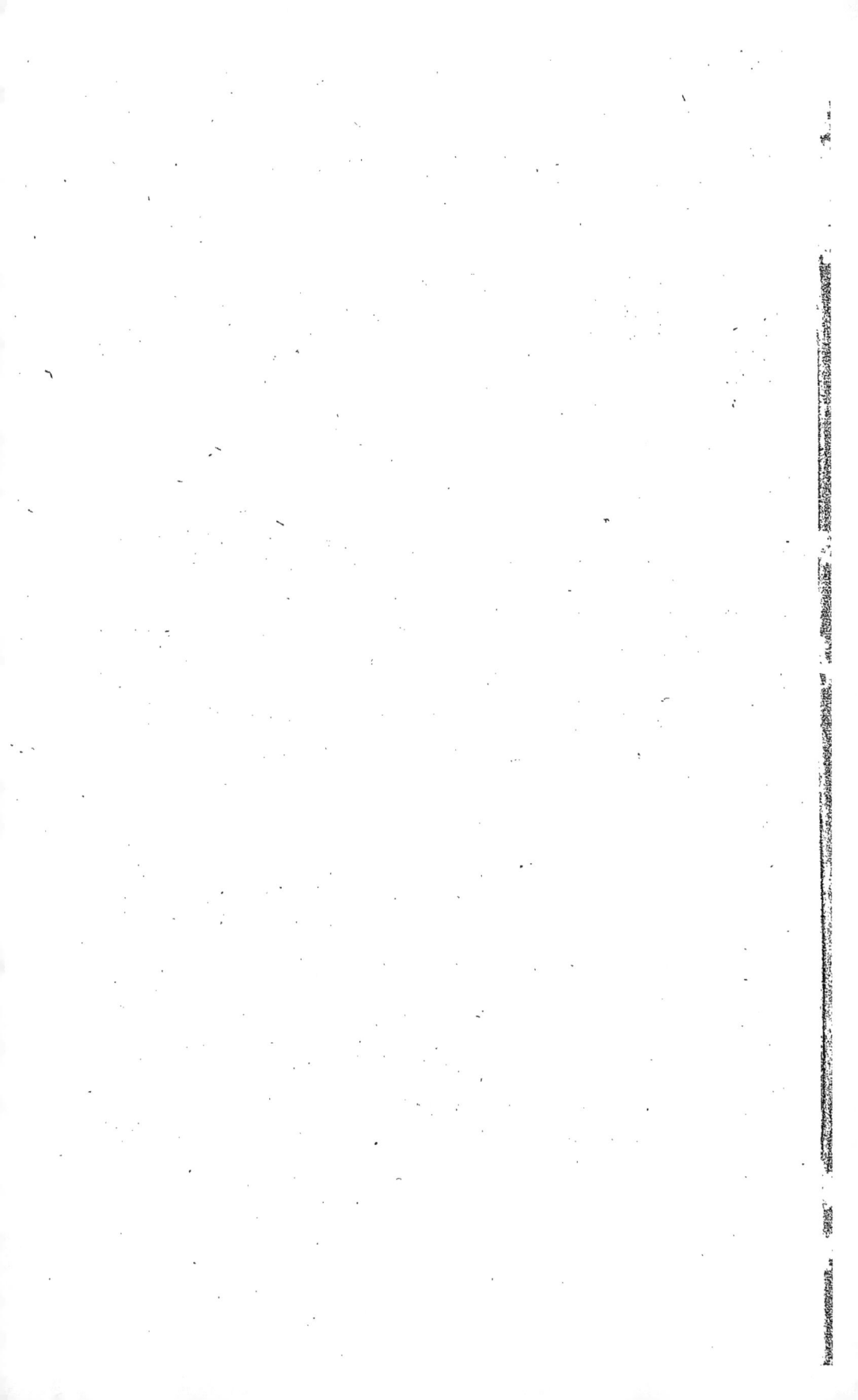

AVANT-PROPOS.

A l'issue de l'épidémie de 1854, je crus utile d'adresser à l'Académie Impériale de médecine un récit sommaire de tout ce que j'avais observé à Marseille, et prévoyant que plusieurs documents de cette nature arriveraient à la même destination, j'espérais qu'un bon rapport général nous fixerait, enfin, sur les enseignements qui, par cette pénible expérience, nous restent définitivement acquis.

Des circonstances sans doute majeures et très indépendantes du bon vouloir de l'Académie et de la haute intelligence de ses rapporteurs n'ont pas permis, jusqu'à ce jour, que nos vœux aient été réalisés ; ce retard est d'autant plus regrettable, que le travail de l'Académie aurait pu servir de correctif au *laconisme* quelque peu décourageant du rapport fait à l'Institut à l'occasion du prix Bréant.

Quoi qu'il en soit, cédant à de bienveillantes influences, je me décide à publier ma RELATION, rédigée *pendant* l'épidémie et pour ainsi dire séance tenante.

Plusieurs années nous séparent aujourd'hui de cette triste époque, et pourtant, je n'ai pas cru devoir toucher au premier jet ; la rédaction laissera peut-être beaucoup à désirer, mais j'affirme que ce ne sera pas aux dépens de la vérité des faits que j'ai voulu raconter.

J'ajouterai même, qu'en comparant ce que j'ai écrit avec ce qui a été déjà publié sur le même sujet, j'ai trouvé des dissemblances marquées. Mais je n'ai pu rien changer au résultat de mes observations personnelles, recueillies avec bonne foi et sans la moindre préoccupation de parti pris.

S'il est assez difficile, pour ne pas dire impossible, d'être toujours de l'avis des autres, ce n'est pourtant pas sans quelque hésitation qu'on se sent réduit à ne partager exclusivement l'opinion de personne. Mais dans cette position délicate, j'ose espérer qu'on ne me trouvera pas trop exigeant, si j'invoque avec confiance la bienveillante impartialité de tous.

S. P.

Marseille, le 30 Avril 1859.

CONSIDÉRATIONS PRÉLIMINAIRES

I. On peut juger de l'obscurité qui règne sur une question quelconque, par la masse de lumières que chacun se hâte d'y apporter.

N'ayant pas la prétention d'élucider mieux que nos prédécesseurs les importants problèmes qui se rattachent aux épidémies cholériques, j'aurais pu me dispenser d'augmenter le nombre déjà trop volumineux des travaux de ce genre. Mais après mûre réflexion, j'en ai décidé autrement, et il m'importe d'en justifier les motifs. Ils sont de plusieurs sortes.

Il me semble utile d'abord qu'au fur et à mesure que l'invasion cholérique prend de si larges proportions et réduit petit à petit au néant la plupart des immunités sur lesquelles on avait cru jusqu'à présent pouvoir compter, il me paraît utile que dans chaque localité on recueille tout ce qu'on observe par rapport à la maladie elle-même, et tout ce qui peut s'y rattacher directement ou indirectement. La prophylaxie générale aurait beaucoup à gagner du rapprochement de toutes ces observations émanées de sources si différentes. Elle gagnerait bien plus encore si, en avouant comme j'ose le faire, quelles sont les influences qu'on ne peut considérer comme causes directes et actives du choléra, on finit par découvrir la pathogénie réelle de ce redoutable fléau.

D'un autre côté, en donnant un relevé statistique du résultat des divers traitements tels qu'on les employait soi-même ou qu'on les a vu employer par d'autres, et en augmentant le plus possible les termes de comparaison, on parviendra peut-être à fixer l'opinion des praticiens sur ce qu'il y a de mieux à faire en temps d'épidémie cholérique pour enrayer la maladie dès sa manifestation prodromique, si l'on n'en peut prévenir les atteintes, et en tout cas pour la combattre avec avantage lorsqu'elle est confirmée.

II. En parcourant ce travail, quelques esprits, trop sérieux peut-être, pourront nous reprocher d'avoir tenté une excursion dans un camp qui n'est pas le nôtre. Mais que l'on me permette à cet égard quelques réflexions qui doivent trouver ici leur place avant d'aller plus loin.

Lorsque l'expérience se charge de compléter l'éducation des écoles, il est rare qu'on ne finisse pas par s'élever contre tout système exclusivement appliqué à la médecine pratique, et par protester, je ne dirai pas contre les faits allégués (car on ne saurait s'arroger le droit de suspecter la bonne foi d'autrui), mais contre les illusions enfantées par des passions doctrinales. J'avoue pour ma part n'avoir jamais pu comprendre que dans les phénomènes physiologiques et morbides ayant *la vie* pour principal moteur, c'est-à-dire une cause ou puissance occulte dont les effets imprévus sont aussi incalculables que ceux qu'il est permis de prévoir ; je n'ai, dis-je, jamais compris qu'on pût renfermer tous ces phénomènes dans un cadre ingénieusement conçu, symétriquement construit, dont chaque pièce est irrévocablement fixée, et dans lequel il faut, bon gré mal gré, que tout entre et se case, dût-on faire subir à la vérité scientifique l'accommodement promis par le lit de Procuste.

Tout système, oute doctrine, toute idée médicale, quelque bizarres qu'on les suppose, peuvent offrir, dans une circonstance donnée, une utile application pratique. On peut réduire cette application à un rôle insignifiant, mais on ne saurait l'annuler sans s'exposer à se priver parfois d'un précieux concours. Il s'agit donc, en bonne clinique, de choisir avec tact et d'appliquer avec réflexion, en prenant pour point d'appui fixe et inébranlable le rationalisme hippocratique, seule boussole sur laquelle on puisse sérieusement compter dans ce dangereux archipel qu'on nomme médecine pratique.

Abstraction faite de certains principes fondamentaux qui dominent la science de l'homme, et qui demeurent les mêmes partout, il ne faut pas se dissimuler que les faits sur lesquels on tâche de bâtir des systèmes varient dans les diverses zones terrestres (1) et qu'on ne saurait recueillir des observations parfaitement identiques à Paris et à Naples, à Londres et au Caire. Ces faits sont modifiés par la nature des localités et par cela même les idées médicales ne peuvent être partout concordantes.

Brown qui avait à faire à des individualités minées,

(1) Voyez *Gazette Médicale de Paris*, p. 518. 1854.

la plupart par l'abus des spiritueux, a pu souvent rencontrer des maladies où les forces réactives apparaissaient trop au-dessous de la tonicité nécessaire, et bientôt la passion de généraliser lui faisant dépasser les bornes de la réalité, il n'a plus vu et partout que des affections *par excès de débilité*. On s'est beaucoup récrié, et avec raison, contre un pareil système, et contre la thérapeutique incendiaire qui en découle. Cependant, lorsqu'on observe de près les désastreux effets de l'alcoolisme (1) depuis leur début jusqu'à leurs conséquences morbides les plus caractérisées, les idées de Brown reviennent malgré soi à l'esprit, et on ne les repousse plus avec autant de dédain.

Rasori ayant, lui, à pratiquer la médecine au milieu d'un peuple (Lombard) où la force et la vigueur physiques prédominent chez la grande majorité tout aussi bien dans l'état de santé que pendant la maladie, Rasori a été amené au renversement de la doctrine de Brown, et là où le médecin anglais n'a vu que faiblesse et atonie, l'illustre professeur de Milan n'a trouvé que hypersthénie ou excès de force. On peut sans doute repousser encore en France, quoique moins aujourd'hui que par le passé, le contre-stimulisme italien, mais on sera toujours heureux d'accepter les progrès incontestables qu'il a su imprimer à la matière médicale (2). Nous ne parlerons pas du rôle exagéré que Broussais a fait jouer à l'irritation en général, et à celle du tube digestif en particulier Toutefois, il est permis de rappeler, en passant, qu'après avoir nié à l'intestin toute participation à un grand nombre d'états morbides, on a dans

(1) Magnus Huss.

(2) Nous reviendrons sur cette question dans un travail spécial.

ces dernières années, et pas toujours avec raison, *localisé* sur lui un groupe passablement riche d'affections essentielles.

Si de l'examen sommaire des grands systèmes modernes qui ont quelque temps dominé dans les écoles, nous nous arrêtons aux idées doctrinales particulières qui ont tour à tour joui, ou qui jouissent encore d'une certaine vogue, nous arriverons facilement au même résultat, à savoir : que dans toutes ou à peu près, la médecine pratique trouve quelque chose à glaner.

Ainsi Hahneman, n'acceptant pas comme très logique l'ancien axiome à l'aide duquel on veut expliquer comment on peut guérir *le* vomissement par le vomissement, cherche à se rendre compte du phénomène par un autre raisonnement, et s'aperçoit ou croit s'apercevoir que tout agent médicinal a une action d'autant plus sûre qu'il peut produire chez l'homme sain les effets morbides qu'il est ordinairement destiné à combatre chez l'homme malade.

Je ne veux pas examiner ce qu'il peut y avoir de vrai, de faux ou d'exagéré dans ce qu'on a appelé *la loi de similitude*. Mais une chose pourtant nous paraît digne d'intérêt, c'est qu'à son occasion on tâche d'augmenter le nombre des médicaments spécifiques ; et si je n'ai pas grande foi, je le dis d'avance, en la découverte de spécifiques *absolus* (l'histoire du quina doit nous maintenir en garde contre de pareilles illusions), je crois beaucoup, au contraire, à la spécificité relative, et tout progrès en ce sens sera le bien-venu pour moi, n'importe le lieu de sa naissance.

III. Partant de ces principes, auxquels je suis tout disposé à renoncer, si l'on veut bien m'en montrer de

meilleurs , j'ai voulu essayer pendant l'épidémie cholérique quelques agents médicinaux classés parmi les
spécifiques par les disciples de Hahneman.

Mes essais ont porté sur l'esprit de camphre, la
camomille, et l'ellébore blanc. Les résultats m'ont paru
satisfaisants ; mais, je tiens à déclarer, avant tout, que
j'ai eu recours aux teintures-mères et nullement aux
dilutions. Pour bien se rendre compte , en effet, de
l'action d'un remède , et calculer jusqu'à un certain point
son degré d'énergie , il faut savoir d'abord quelle est
la quantité matérielle que l'on emploie. Je ne blâme pas
ceux qui peuvent avoir une opinion contraire , mais,
dans des cas graves surtout, je ne pourrais pas me décider à faire l'essai d'une préparation dans laquelle les
réactifs les plus puissants , les recherches chimiques les
plus minutieuses ne peuvent découvrir la moindre trace
de la substance que je veux employer.

On ne saurait adresser pareil reproche aux teintures-
mères. Non-seulement elles renferment d'ordinaire la
partie la plus active des substances médicinales , mais
elles offrent encore l'avantage de pouvoir être administrées par doses graduées , et sans être mêlées ou
incorporées à d'autres préparations d'une activité relative plus ou moins prononcée, et susceptibles, dit-on,
d'altérer l'action principale de la substance qu'on veut
expérimenter.

IV. D'après ce qui précède , et mieux encore par
tout ce qui est relaté à l'article *Traitement*, il sera aisé
de voir que j'ai fait appel à toutes sortes de médications
contre l'atteinte cholérique. En consignant, toutefois ,
dans ce travail les moyens qui m'ont paru le plus souvent réussir, je tiens à reconnaître de suite que je ne

puis offrir une statistique beaucoup plus satisfaisante que celle de mes honorables collègues.

Lorsque l'*algidité* est bien prononcée, nous nous demandions, au milieu de l'épidémie (1), si la guérison doit être considérée comme le résultat du traitement, ou si ce n'est en réalité qu'un heureux effet de la résistance vitale du malade. Aujourd'hui le doute ne semble, pour ainsi dire, plus permis d'après les importantes recherches de M. Vernois, et l'intéressant travail publié par M. Duchaussoy (2).

En supposant, en effet, que ces expériences aient été bien faites, il resterait maintenant prouvé que *pendant la période algide aucun des médicaments administrés aux cholériques ne peut être absorbé ;* et par cela même on ne devrait attribuer à aucun d'eux une réaction exclusivement due aux efforts salutaires de la nature.

Mais il ressortirait de ces expériences un autre enseignement qui mérite d'être médité. Dès que la réaction s'opère l'absorption recommence, et si l'intestin se trouve alors chargé de médicaments toxiques, les plus funestes résultats peuvent être la conséquence d'une médication incendiaire ou du moins intempestive. Et cela expliquerait, soit dit sans offenser personne, pourquoi le traitement homœopathique compte probablement moins d'insuccès que la médication énergique la plus généralement admise.

Ajoutons enfin à ce qui précède que l'algidité d'*emblée* étant au nombre des faits très rarement observés, on ne saurait sans doute prévoir d'avance le moment précis où toute absorption *cessera* ; et par cela même il convient

(1) Voy. *Revue thérapeutique du Midi*, t. VII. p. 107.
(2) Thèse inaugurale de Paris. 13 août 1854.

d'agir avec quelque vigueur dès le début d'une atteinte
cholérique ; mais comme on ne peut pas mieux prévoir le
moment où l'absorption *recommence*, on aurait grand
tort d'abandonner le malade à lui-même et aux soins
exclusifs de la nature.

Sur sept cholériques apportés à l'Hôtel-Dieu (salle
des consignés) dans un état algide bien prononcé, nous
avons prescrit l'application de larges vésicatoires au
dos, ou à la région sterno-épigastrique ; trois fois ces
vésicatoires ont parfaitement pris sans que les symptômes
de l'algidité eussent cédé ; la réaction, très faible d'a-
bord et presque insensible, ne s'est nettement dessinée
que quelques heures après ; elle a été conséquemment
précédée par le retour de l'absorption.

Quoi qu'il en soit, et sans préjuger de l'avenir, il est
permis de considérer aujourd'hui comme chose dé-
montrée, l'utilité d'agir avec autant de prudence que de
réserve dans l'emploi des médicaments dirigés contre
la période algide. En cette circonstance, comme en
beaucoup d'autres, le médecin doit se contenter d'être
le ministre de la nature ; son rôle est heureusement
plus actif lorsqu'il est appelé à combattre la diarrhée
prodromique, et les symptômes initiaux du choléra.

PREMIÈRE PARTIE.

Etudes sur les causes de l'épidémie.

CHAPITRE PREMIER.

INFLUENCE ATMOSPHÉRIQUE.

---

§ I.

Il n'est personne aujourd'hui qui puisse ou veuille nier l'influence active et directe exercée par les variations atmosphériques et par la nature particulière du sol sur la production des maladies.

Tous les travaux publiés par les médecins militaires (1) sur les endémo-épidémies qui sévissent annuellement

---

(1) Notamment par M. Félix Jacquot.

en Afrique et à Rome, les résultats auxquels ces honorables praticiens sont arrivés par leur analyse clinique
ne peuvent laisser aucun doute ni sur la part qu'il faut
accorder au climat et au sol, en un mot à l'influence
tellu-atmosphérique, ni sur la fréquence, la physionomie et la nature intime de certaines manifestations
morbides.

Toutefois, si un état tellu-atmosphérique à peu près
invariable ou dont les changements sont imperceptibles
d'une année à l'autre, détermine des impressions identiques, régulières et d'un retour périodique dans l'organisme humain, il nous semble juste d'admettre que si,
tout à coup et à des époques indéterminées, une maladie
insolite se déclare et sévit promptement d'une manière
épidémique, il faudrait trouver dans les conditions tellu-
atmosphériques une modification suffisante pour que l'on
pût se rendre compte de la différence de l'*effet* par le
changement de la *cause*. Les moyens d'investigation qui
nous sont fournis par les sciences corrélatives devraient,
ce nous semble, encore permettre d'apprécier aujour-
d'hui des variations qui par le passé auraient pu facilement échapper à notre observation.

A la vérité, les hommes spéciaux (1) répondent à cela
que « l'air infect pris dans l'égout de Montmartre et
« celui recueilli dans un espace libre sur les quais, pris
« du pont de la Concorde, analysés chimiquement, ont
« été trouvés identiques; que l'air qui donne les fièvres
« de marais, et celui de la Zélande qui donne constam-
« ment les fièvres d'automne, ne déposent rien d'ap-
« préciable aux réactifs les plus sensibles. » Et, comme

(1) Voy. M. Babinet (de l'Institut). *Revue des Deux-Mondes*,
t. VIII. p. 174.

d'un autre côté « la matière nécessaire pour agir sur le « système nerveux est extrêmement petite, » on en conclut que les changements survenus dans l'air, quoique nullement appréciables par nos puissants moyens d'analyse, peuvent cependant exister au grand détriment de la santé publique.

Tout cela est possible, mais nullement prouvé. Et en supposant que des émanations ou des effluves exhalés de la terre puissent déterminer une épidémie meurtrière, de même que des émanations paludéennes engendrent les endémo-épidémies estivo-autumnales, il resterait encore un point fort difficile à expliquer, savoir : pourquoi l'analogie n'arrive pas jusqu'à fournir le retour périodique des grandes épidémies ; et pourquoi on ne parvient pas à trouver quelle est la nature des changements du sol qui produisent ces effluves meurtriers, tandis que la science sait depuis longtemps que des détritus de matières organiques déposés dans une eau stagnante, et certaines couches géologiques exposées à telle influence climatérique produiront toujours une endémo-épidémie à peu près identique, quoique l'air ambiant ne fournisse aucun résultat particulier à l'analyse chimique.

Tout en faisant donc de sages réserves sur le *quid divinum* qui peut se soustraire aux investigations les mieux dirigées, nous sommes pour le moment porté à croire que *toute grande manifestation épidémique*, si elle procède d'une influence tellu-atmosphérique, *devrait être précédée par des changements appréciables dans l'état du sol et dans les vicissitudes atmosphériques.* Voyons ce que les faits répondent à cette proposition.

§ II.

Relevé des observations météorologiques faites à l'Observatoire Impérial de Marseille, pendant le premier semestre de 1854.

1854.	BAROMÈTRE MAXIMUM.	BAROMÈTRE MINIMUM.
Janvier	772mm75 le 27 à 6 h. du m.	736mm35 le 4 à 6 h. du s.
Février	770, 10 le 28 à midi.	747, 70 le 19 à 6 h. du m.
Mars	774, 75 le 5 à 9 h. du m.	754, 30 le 24 à 3 h. du s.
Avril	770, 65 le 6 à 9 h. du m.	744, 70 le 22 à 3 h. du s.
Mai	762, 00 le 25 à 9 h. du s.	751, 45 le 1er à 6 h. du s.
Juin	764, 80 le 23 à 9 h. du m.	751, 50 le 7 à 6 h. du m.

1854.	THERMOMÈTRE MAXIMUM.	THERMOMÈTRE MINIMA.
Janvier	+ 15°9 le 20 à 3 h. du s.	— 3°0 le 1er à minima.
Février	+ 15°7 le 6 à 3 h. du s.	— 4°8 le 14 à minima.
Mars	+ 17°8 le 31 à 3 h. du s.	+ 3°8 le 23 à minima.
Avril	+ 20°9 le 14 à 3 h. du s.	+ 3°5 le 20 à minima.
Mai	+ 24°6 le 13 à 3 h. du s.	+ 10°2 le 7 à minima.
Juin	+ 27°9 le 16 à 3 h. du s.	+ 11°0 le 8 à minima.

1854.	PSYCHROMÈTRE MAXIMUM.	PSYCHROMÈTRE MINIMUM
Janvier	96 le 11 à 9 h. du m.	38 le 19 à 3 h. du s.
Février	89 le 1er à 6 h. du s.	34 le 22 à 3 h. du s.
Mars	94 le 9 à 6 h. du m.	33 le 26 à 3 h. du s.
Avril	94 le 13 à 9 h. du s.	33 le 28 à 3 h. du s.
Mai	95 le 11 à 9 h. du s.	33 le 27 à midi.
Juin	89 le 20 à 9 h. du s.	32 le 17 à midi.

Quantité de pluie en 1854.

Janvier. . . 31 mm. 31.
Février. . . 4 mm. 36.
Mars . . . 0 mm. 00.
Avril . . . 6 mm. 06.
Mai. . . . 76 mm. 08.
Juin. . . . 22 mm. 80.

Total . . . 140 mm. 61.

Nombre de jours de gros vent 1854.

Janvier. . . 3 jours (N.-O. 2) (S.-E, 1)
Février. . . 8 jours (N.-O.)
Mars . . . 2 jours (N-.O.)
Avril . . . 9 jours (N.-O. 4) E. 2. (S.-E. 3.)
Mai. , . . 5 jours (S.-E.)
Juin. . . . 4 jours (N.-O. 2.) (S.-E. 2.)

Relevé des observations météorologiques faites au même observatoire pendant le premier semestre de 1853.

1853.	BAROMÈTRE MAXIMUM.	BAROMÈTRE MINIMUM.
Janvier	768mm45 le 1er à 9 h. du m.	746mm70 le 26 à 3 h. du s.
Février	757,65 le 22 à midi.	731,00 le 9 à 9 du s.
Mars	764,80 le 5 à 9 h. du m.	738,65 le 16 à 3 h. du s.
Avril	763,55 le 5 à 9 h. du m.	746,95, le 14 à midi.
Mai	760,25 le 12 à 9 h. du m.	745,25 le 6 à midi.
Juin	763,50 le 29 à 9 h. du m.	753,05 le 4 à 3 h. du s.

2

1853.	THERMOMÈTRE MAXIMUM.	THERMOMÈTRE MINIMUM.
Janvier	+ 15°2 le 10 à 3 h. du s.	+ 0°7 le 25 à minima.
Février	+ 12°9 le 27 à midi.	— 2°2 le 20 à minima.
Mars	+ 15°8 le 12 à midi.	— 1°6 le 5 à minima.
Avril	+ 22°4 le 6 à 3 h. du s.	+ 4°8 le 15 à minima.
Mai	+ 22°6 le 10 à 9 h. du s.	+ 9°5 le 1er à minim.
Juin	+ 29°5 le 27 à 3 h. du s.	+ 11°3 le 15 à minima.

1853	PSYCHROMÈTRE MAXIMUM.	PSYCHROMÈTRE MINIMUM.
Janvier	90 le 17 à 9 h. du m.	45 le 22 à 3 h. du s.
Février	96 le 5 à 6 h. du m.	32 le 24 à midi.
Mars	95 le 3 à 9 h. du m.	28 le 25 à 9 h. du s.
Avril.	90 le 29 à 9 h. du s.	23 le 14 à 6 h. du s.
Mai	97 le 12 à 6 h. du s.	38 le 20 à 3 h. du s.
Juin	93 le 14 à 9 h. du s.	35 le 11 à midi.

Quantité de pluie en 1853.

Janvier.	.	.	56 mm. 1.
Février.	.	.	64 mm. 3.
Mars	.	.	45 mm. 0.
Avril	.	.	6 mm. 8.
Mai .	.	.	161 mm. 2.
Juin.	.	.	29 mm. 2.
Total	.	.	362 mm. 6.

Nombre de jours de gros vent 1853.

Janvier. . . 7 jours (N.-O. 4.) (E. 3.)
Février. . . 8 jours (N.-O. 7.) (E. 1.)
Mars . . . 12 jours (N.-O. 9.) E. 1 (S.-E. 2.)

Avril . . . 11 jours (N.-O. 10.) E. 1.
Mai . . . . 8 jours (N-O 2) O. 1 (E. 2) (S-E.3)
Juin. . . . 3 jours (N.-O. 1.) O. 1. (S.-E. 1)

Maintenant, si l'on compare entre eux les différents relevés que nous venons de transcrire, on est amené aux remarques suivantes :

1° Pendant les six premiers mois de 1854 la pression atmosphérique a été plus considérable que pendant le premier semestre de 1853 ; et, à part le mois de janvier 1854, où la hauteur barométrique a présenté un minimum de 736^{mm}35, toutes les variations de pesanteur de l'air ont été mieux graduées en 1854 qu'en 1853.

2° Même réflexion nous est suggérée par les sauts thermométriques. En général, la température des mois de janvier et de février a été plus froide en 1854 qu'en 1853 ; pendant le mois de février plus particulièrement il y a entre le maximum et le minimum thermométrique l'énorme différence de 20 degrés. Mais, en revanche, dès le mois de mars, la graduation est bien mieux proportionnée, si l'on a surtout égard à ce que les relevés à *maxima* ont tous été faits à 3 heures du soir.

3° Les différences constatées par le baromètre font pressentir celles fournies par le psychromètre. Mais ici encore tout l'avantage reste à l'année 1854 dont pas un des six premiers mois n'offre une différence aussi marquée entre le *maximum* et le *minimum* de l'humidité relative de l'air, que ceux de 1853, à l'exception du mois de janvier le plus éloigné de tous de l'invasion épidémique.

4° La quantité de pluie tombée dans la période de temps comprise par nos observations offre une moyenne mensuelle de 23^{mm} 43, tandis que celle de 1853 est de 67^{mm} 11. La différence est considérable. Toutefois, il est utile de faire remarquer qu'en 1852 la moyenne annuelle n'a été que de 34^{mm}7, et encore faut-il ajouter que la plus grande quantité de pluie a été fournie par le 2me semestre.

5° Enfin, pendant les 6 premiers mois de 1853, on a compté 49 jours de gros vent dont 33 de N.-O. ou mistral, tandis que pendant la même période de temps en 1854, il n'y a eu que 31 jours de gros vent dont 18 seulement de N.-O.

Que si l'on pouvait supposer que l'absence ou du moins la rare apparition du mistral en 1854 a pu être favorable au développement de l'épidémie, il nous suffira de faire observer que chaque nouvelle recrudescence à Arles (où le mistral règne plus violemment qu'à Marseille) a coïncidé avec le lendemain d'un jour de gros vent N.-O. Et à Marseille même la recrudescence épidémique du mois de septembre a commencé le 22, précisément 48 heures après deux jours du plus violent N.-O. que nous ayons eu de toute l'année.

§ III.

Si, au lieu d'arrêter notre examen rétrospectif à l'année qui précède, nous voulions remonter jusqu'à 1850, nous arriverions au même résultat; c'est-à-dire à des relevés météorologiques n'offrant pas entre eux une notable différence.

Telle qu'elle est, cette différence pourra suffire à expliquer les maladies saisonnières (1) et la prédominance,

---

(1) Voy. notre Mémoire sur les maladies qui ont régné à Marseille pendant l'année 1853.

par exemple, des affections du thorax sur celles de l'abdomen, et *vice versâ*; mais on n'y saurait trouver autre chose sans forcer l'induction, et se jeter dans des hypothèses que rien ne justifie.

En résumé, l'analyse comparative à laquelle nous venons de nous livrer, prouve d'une manière péremptoire qu'en l'absence de toute autre cause, on ne saurait attribuer directement, et surtout exclusivement, l'apparition de l'épidémie cholérique de 1854 à l'influence de l'air et de ses vicissitudes, alors que des vicissitudes analogues n'ont pu déterminer un résultat identique en 1853, pas plus qu'en 1852, et ainsi de suite.

Que l'état de l'atmosphère et du sol ait dû favoriser l'épidémie, cela est incontestable. Mais en cette circonstance l'influence indirecte tellu-atmosphérique agit sur les masses, comme chaque idiosyncrasie particulière sur les individus; et à cela semble s'arrêter le rôle de l'action atmosphérique par rapport à la pathogénie du choléra.

Passons à l'examen d'autres influences.

CHAPITRE II.

État physique et moral de la population.

§ I.

Tempérament. — Dans toute ville commerciale, la population se recrute sans cesse d'éléments divers, il y a donc croisement continuel des races que le climat ne naturalise qu'à la longue, et productions de nombreuses variétés dans la complexion et la forme des habitants.

En admettant néanmoins qu'il y ait à Marseille un type commun général, on admettra aussi que ce type ne saurait se transformer du jour au lendemain, et qu'il est encore à peu de chose près tel qu'il a été décrit par Raymond en 1778 (1).

Or, si le tempérament pouvait entrer pour quelque chose dans la pathogénie du choléra épidémique, on ne comprend pas ce qui aurait pu empêcher l'apparition de ce fléau longtemps avant 1835.

Que les tempéraments faibles et délicats, travaillés par des maladies antérieures, soient d'ordinaire les plus exposés en temps d'épidémie, cela ne saurait faire l'objet d'un doute, mais c'est tout. On peut d'ailleurs recueillir une plus large preuve du fait en réfléchissant à la marche du choléra, et aux ravages de l'épidémie sévissant tout à la fois à Londres et à Naples, c'est-à-dire sur deux populations diamétralement opposées par le tempérament autant que par le caractère.

§ II.

Nourriture. — Le régime alimentaire doit sans doute avoir sa part d'action dans la pathogénie épidémique. Il agit de deux manières différentes, selon qu'il y a défaut d'une alimentation suffisante ou sophistication partielle, si ce n'est altération complète, des aliments de première nécessité. Dans les deux cas, le résultat final est le même; il y a production de symptômes morbides iden-

(1) *Topographie médicale de Marseille.* Mémoire présenté à la Société royale de médecine, par Raymond.

tiques sur un grand nombre d'individus à la fois. L'histoire des épidémies fournit malheureusement trop d'exemples de cette nature en Irlande, en Belgique et en Allemagne. Le fait est heureusement beaucoup plus rare en France, car la classe pauvre ne manque presque jamais de travail, ou au besoin, de secours efficaces. Mais il est permis de le dire, si les épidémies reconnaissant cette regrettable origine sont rares dans notre pays, elles deviennent impossibles à Marseille où la disette de tous les autres départements semble y apporter un surcroît de travail et de prospérité. Malgré tout ce que le gouvernement a fait pour faciliter les approvisionnements en tous genres et l'abaissement du prix des denrées de première nécessité, il est sans doute encore quelques abus à corriger. L'autorité est du reste persévérante, et un jour viendra (il faut l'espérer prochain) où la classe ouvrière pourra mieux profiter de la sage réforme subie par les tarifs d'importation. De toute manière, il n'en est pas moins avéré, qu'à Marseille, l'ouvrier est généralement bien nourri, beaucoup mieux même que la plupart des paysans habitant les campagnes ou les hameaux des contrées les plus fertiles.

On a dit, et nous avons ouï soutenir avec chaleur que l'abus du vin de Raspail pouvait avoir placé notre population, comme celle de tous les pays frappés par le choléra, dans de fâcheuses conditions hygiéniques. C'est là une hypothèse qui ne peut survivre à un sérieux examen. En supposant, en effet, ce qui est loin d'être prouvé, que les ingrédients qui concourent à former cette boisson soient de nature à compromettre sérieusement la santé, il faudrait expliquer d'abord deux faits qui entraînent, ce nous semble, une conséquence forcée.

Ainsi : 1° Il est aujourd'hui prouvé que, dans presque toutes les localités, le choléra a débuté par l'armée. Cependant, le soldat, malgré la cherté du vin, n'a jamais été privé de sa ration ordinaire, et n'a donc pas eu à recourir à l'usage du liquide Raspail. 2° En 1849, le vin était à un prix accessible à toutes les positions, et assurément la classe ouvrière n'a pas été obligée de s'en priver ; le vin Raspail n'était d'ailleurs pas encore inventé ; l'épidémie cholérique a-t-elle néanmoins paru ?

Que, dans diverses localités de la France, la cherté des vivres ait pu amener quelques changements forcés dans la qualité et la quantité d'aliments nécessaires à la population, c'est plus que probable ; que ces changements aient placé les populations dans des conditions moins favorables à une bonne résistance vitale, c'est possible. Toutefois, Marseille s'étant trouvé sous ce rapport dans une position exceptionnelle, l'influence de la nourriture sur l'apparition et le développement de l'épidémie cholérique ne saurait être invoquée.

§ III.

Impressionnabilité générale. — Quelques observateurs ont cru devoir attribuer aux conditions morales sous l'influence desquelles les jeunes soldats sont arrivés à leurs corps respectifs, la circonstance d'avoir été les premiers atteints par la maladie. Il est conséquemment utile d'examiner dans quelles dispositions d'esprit se trouvait la population marseillaise au moment de l'épidémie. Mais d'abord qu'on nous permette quelques remarques sur la question préalable.

Est-il bien prouvé que les jeunes soldats aient été plus exposés que les hommes déjà formés sous les drapeaux à l'atteinte cholérique ? Et en supposant le fait exact, est-ce bien à un fâcheux état moral qu'il faut l'attribuer ? Nous ne saurions admettre cette supposition, et voici les motifs sur lesquels se base notre opposition. D'abord, la nostalgie est rare dans l'armée française : La vie est assez occupée dans les casernes ; les exigences de la discipline, appliquée communément avec justice et avec une certaine modération, la nourriture excellente ; et si l'on ajoute à cela que, par la nature de son caractère autant que par sa légitime ambition, le soldat français est toujours plus satisfait de se trouver en face de l'ennemi qu'au milieu d'une garnison en temps de paix, on en conclura probablement qu'en arrivant à leurs corps en temps de guerre, les jeunes conscrits ont dû généralement se trouver dans de bonnes conditions morales.

Maintenant, si nous passons de ces considérations un peu générales à l'examen de ce qui doit plus particulièrement nous intéresser, nous ferons observer qu'il faut distinguer dans l'action de l'influence morale de la population sur l'épidémie deux questions qui se touchent sans se confondre.

Au point de vue pathogénique général, cette influence est nulle, car Marseille vivait dans la plus grande tranquillité, quand le choléra éclatait à Avignon. Un bruit assez accrédité prétendait même qu'il s'agissait d'une tout autre maladie beaucoup plus bénigne que le fléau asiatique. Refusant donc de croire à l'existence et à l'approche du mal, on ne pourrait comprendre en quoi et comment les dispositions morales auraient facilité l'explosion de l'épidémie.

Mais, quant à l'effet spécial individuel produit par l'excessive impressionnabilité (autrement dit par la peur) chez une population qui a été si fréquemment frappée par de meurtrières épidémies cholériques, c'est là une question d'un autre ordre, et nous allons l'examiner brièvement.

La peur ne se raisonne pas plus que toute autre affection du système nerveux. Celui qui en est affligé mérite quelques consolations plutôt qu'un blâme ; aux yeux du médecin c'est un malade de plus.

Cette maladie peut-elle être considérée comme une sérieuse prédisposition à l'atteinte cholérique ? On l'a dit, et on le croit assez généralement. Mais cette croyance ne nous paraît pas suffisamment fondée. De tous les établissements publics, l'hospice des aliénés n'a pas été le moins maltraité par l'épidémie : peut-on dire que ses pensionnaires ont été fâcheusement influencés par la peur ? Nous verrons, par le relevé général qui sera donné plus loin, que les enfants en bas âge ont fourni un très grand nombre de victimes ; la peur peut-elle avoir prise sur eux ?

Nous avons vu un quart, si ce n'est un tiers de la population marseillaise, prise d'une terreur panique, fuir précipitamment la ville et se porter sur différents points de la banlieue dans des accoutrements qui auraient prêté à la plaisanterie, si les circonstances eussent été moins graves, et qui trahissaient une fâcheuse préoccupation de l'esprit.

La plupart de ces émigrants ont dû s'entasser dans les villages environnants ; et à part ceux qui campaient tant bien que mal à Endonme (1), on peut dire des autres qu'ils se sont généralement trouvés dans de mauvaises conditions hygiéniques ; ce qui aurait dû accroître

_____

(1) Rocher escarpé à l'est de l'entrée du port de Marseille.

la fâcheuse influence de la peur. Malgré cela y a-t-il eu parmi ces émigrants une mortalité proportionnée à leur nombre ? Non. Donc la peur n'est pas une prédisposition aussi marquée qu'on a bien voulu le dire. Ce qu'on peut parfois lui attribuer, c'est une perversion complète des sentiments les plus honorables ; c'est l'oubli du devoir ; c'est le débordement de l'égoïsme le moins dissimulé ; c'est enfin ce qu'un charmant écrivain a si bien qualifié de victoire de la *bête* sur *l'autre*.

On peut seulement ajouter à ce qui précède, et comme circonstance atténuante, que l'altération mentale produite par la peur a été poussée assez loin chez quelques individus pour déterminer une véritable attaque d'aliénation. Un fait de ce genre est tombé sous notre observation à la fin de juillet. Lorsque la maladie eut atteint son apogée, une bonne et honnête mère de famille ayant plusieurs enfants de tout âge avait déjà refusé de quitter la ville, malgré les pressantes instances de son mari, lorsque tout à coup elle s'imagine que son mari ne voulait plus la laisser fuir dans le but précisément de la rendre victime de l'épidémie. Je ne relaterai pas tous les autres signes d'aberration intellectuelle donnés par cette pauvre femme ; elle a persisté dans cet état pendant cinq semaines, et ne se rappelle plus rien aujourd'hui, si ce n'est d'avoir été vivement impressionnée par le nombre de cercueils qui passaient journellement devant sa demeure.

Ce cas d'aliénation temporaire n'est pas le seul peut-être que l'on ait enregistré comme résultat de la *peur cholérique*, et il nous a paru utile de le mentionner pour mieux faire constater que, si l'influence morale de la peur est à peu près nulle, à notre avis, comme cause pathogénique du choléra, nous sommes loin de nier les fâcheux effets qui lui sont imputables.

§ IV.

Logements. — Depuis quelque temps le gouvernement s'est beaucoup préoccupé du logement de la classe ouvrière ; et une loi qu'on ne saurait trop approuver, quelque sévère qu'elle paraisse, met en demeure les propriétaires d'assainir leurs immeubles, et de les placer, autant que faire se peut, dans de bonnes conditions hygiéniques. Cette loi dite des *logements insalubres* a déjà rendu de grands services à la population parisienne, et son application ne sera pas moins utile à Marseille et à toutes les grandes et les petites villes où on la mettra en vigueur. Il est donc permis de regretter que les conditions particulières et tout exceptionnelles dans lesquelles se trouvent les finances de la commune de Marseille aient retardé jusqu'à ce jour son application (1). Cependant, lorsqu'on a été à même de parcourir attentivement les quartiers les plus populeux de la ville, et de pénétrer dans les habitations les moins aérées et les plus sombres, on est forcé de reconnaître que la classe ouvrière de notre cité est beaucoup mieux logée que celle de Lyon, de Lille, et de la plupart des villes du centre de la France.

Nous ne prétendons pas assurément que dans les vieux quartiers, par exemple, les conditions hygiéniques ne laissent beaucoup à désirer ; il est des rues entières qui

(1) Une commission prise au sein du Conseil municipal a été chargée, le 7 août, de prendre les mesures nécessaires pour que la loi relative aux logements insalubres ait cours à Marseille. Cette commission est entrée immédiatement en fonctions, et l'un de ses premiers actes, en date du 2 septembre, a amené la fermeture d'un garni, rue Farinette, 6.

ne pourront être assainies que par un démolissement complet, et nous l'appelons de tous nos vœux. Mais l'exception ne fait pas la règle; et nous ne saurions voir dans la condition de ces logements une cause suffisante de pathogénie épidémique.

Voici d'ailleurs la meilleure preuve que nous puissions fournir à l'appui de cette manière de voir. En 1849, le quartier dit de *la Plaine* (1) a été le plus maltraité de tous par le choléra. Le nombre des malades et des décès y a dépassé de beaucoup, toute proportion gardée, celui de la paroisse des *Grands-Carmes*, composée de rues étroites, sales, de maisons sombres, peu ou point aérées, et habitées par la partie la plus misérable de la population (2). Peut-on récuser au quartier de la Plaine d'être bien bâti, coupé par de larges rues avec des maisons spacieuses, entourées la plupart de jardins, et occupant un des points les mieux aérés de la ville?

§ V.

Entassement de la population. — Lorsqu'une maladie épidémique éclate dans une grande ville on peut être sûr que tôt ou tard elle s'appesantira plus particulièrement sur les habitations les plus encombrées. Ainsi, par exemple, il a été constaté que sur 17 individus habitant un même hangar sombre et étroit au chemin du

(1) Par antithèse; c'est le point le plus élevé de la ville.

(2) Nous sommes heureux de constater que l'état matériel ou moral de cette malheureuse paroisse a été beaucoup amélioré depuis que notre vénérable prélat l'a placée sous la direction du digne abbé Calmès, dont la charité est aussi inépuisable qu'industrieuse.

Rouet, à côté de l'usine du gaz, 12 ont été atteints du choléra.

Cependant, si l'entassement pouvait avoir une influence active et directe sur l'apparition de l'épidémie, c'est toujours par les quartiers les plus populeux et les moins aérés qu'elle devrait débuter. Or, en 1849, les premiers cas de choléra asiatique ont été observés au Prado dans le grand établissement des bains de mer, et dans un moment où il n'y avait pas le 6me des locataires que la maison peût contenir. Et en 1854, le premier décès cholérique a été signalé au boulevart Notre-Dame-de-la Garde.

Nous verrons plus loin quelle est la principale et la plus dangereuse conséquence de l'entassement. Contentons-nous de constater pour le moment que son influence est nulle comme *cause première de l'épidémie,* et ajoutons que de toutes les grandes villes de France, Marseille est, sans contredit, celle où la classe ouvrière se trouve le moins entassée dans les divers logements qu'elle occupe ; circonstance d'autant plus heureuse, qu'il est bien moins difficile d'obvier aux dangers de l'insalubrité des habitations qu'à ceux de l'entassement des habitants. D'un côté, en effet, il s'agit d'un vice inhérent à la localité et partant corrigible ; l'autre, au contraire, est la conséquence de la misère et de l'élévation du prix des loyers, double plaie des grandes villes, d'une cicatrisation difficile.

CHAPITRE III.

Etat général de la ville sous le rapport hygiénique,

§ I.

Nous [avons déjà dit en parlant des logements quelle est la part d'influence qui peut leur revenir comme cir- constances prédisposantes à une invasion cholérique, et nous avons, en outre, constaté par des faits que les quar- tiers les plus mal bâtis ne sont pas toujours les plus mal- traités par l'épidémie. Ce serait, toutefois, vouloir re- noncer à tous les avantages de l'hygiène publique, si l'on s'appuyait sur ces mêmes faits pour repousser les améliorations dont l'état matériel de notre ville est en- core susceptible.

Lorsqu'on compare le plan de Marseille moderne à celui fourni par l'histoire de Ruffi; lorsqu'on suit, à l'aide des intéressantes recherches des chroniqueurs (1), la transformation successive subie par les terrains sur les- quels on a bâti la plupart des nouveaux quartiers, il faut s'étonner que le fléau qui a quatre fois frappé Marseille dans moins de 20 ans , et retardé jusqu'en 1835 sa pre- mière apparition, ou refuser à ce qu'on appelle vulgai- rement la *malpropreté* d'une ville une influence réelle sur la genèse cholérique. Qu'il faille mettre cette coïncidence

(1) MM. Aug. Fabre , Guindon , etc.

regrettable au rang des circonstances aggravantes, personne n'osera le nier ; et l'on peut convenir hardiment que, si à une époque reculée seulement de 60 ans, le choléra eût éclaté au milieu du Marseille d'alors, ses ravages auraient été bien plus terribles qu'aujourd'hui. Mais entre une action aggravante et une influence génésique directe la distance est encore considérable. Nous admettons l'une, et nous récusons l'autre.

Tout en rendant hommage cependant au zèle et à l'intelligence des différentes administrations qui se sont succédé depuis nombre d'années, nous nous permettrons de signaler sommairement les améliorations qu'il faudrait encore obtenir pour que l'assainissement général de la Cité ne laissât aucune prise à la critique. Sans doute, il n'est pas facile de lutter avec avantage contre de vieilles habitudes et contre les exigences toujours croissantes du commerce et de l'industrie ; mais *tentare non nocet ;* et on ne sait pas seulement gré aux administrations de ce qu'elles font pour le bien public, on tient compte aussi de ce qu'elles ont voulu faire.

§ II.

Bâtisses. — Pour qu'une ville soit bien aérée, il ne suffit pas que ses rues soient larges et coupées autant que possible à angle droit, il faut encore que les maisons n'offrent pas entre elles une élévation trop inégale et surtout disproportionnée. Que si à la nécessité de l'air on ajoute celle du soleil dont chaque être vivant devrait avoir sa part ici bas, nous demanderons comment certains entre-sols, plusieurs rez-de-chaussée, quelques premiers étages même peuvent jouir de ce bénéfice commun, en permettant aux nouvelles constructions d'affecter une hauteur démesurée ? Voulant profiter du moindre espace, on laisse beaucoup de pièces, dans les nouvelles maisons, privées en partie, si ce n'est complétement, de toute communication avec l'air extérieur. En général, les escaliers entrent dans cette dernière catégorie, et nous ne connaissons rien de plus hermétiquement fermé que ce que l'on appelle vulgairement un *ciel ouvert*.

On n'a peut-être pas suffisamment calculé les inconvénients, les dangers même attachés à un pareil état de choses, particulièrement dans les maisons habitées par plusieurs locataires et éclairées au gaz.

§ III.

Propreté des rues. — Par un arrêté municipal en date du 17 août de la présente année (1), l'autorité a porté le dernier coup aux vieilles et déplorables habitudes d'une population qui confiait jadis aux rues, voire même les plus fréquentées, tout ce que les peuples civilisés relèguent le plus loin possible des sens du public.

Considéré au point de vue uniquement hygiénique, cet arrêté répond à des exigences multiples auxquelles on n'a pu imposer silence jusqu'à ce jour qu'avec le plus profond regret. Mais il est à craindre, ce nous semble, que l'autorité n'atteigne que fort incomplétement le but qu'elle se propose, si une nouvelle mesure complémentaire n'est ajoutée à celle qui précède. Et en effet, malgré tous les arrêtés et règlements de police actuellement en vigueur, de trop fréquentes contraventions sont commises et rarement constatées, par la raison péremptoire

(1) Suppression des barriques, et établissement obligatoire de latrines ou de fosses-mobiles dans *toutes* les maisons.

3

que les ruisseaux des rues se chargent de coopérer à l'impunité des délinquants. Dans un temps où les immondices n'avaient d'autre écoulement possible que par ces ruisseaux, ni d'autre réservoir général que le port ; à une époque où tout le système de nettoiement de la cité reposait *intùs et extrà* sur cette eau plus ou moins courante, on comprend qu'on ait cherché à la conserver et à l'alimenter. Aujourd'hui, un pareil état de choses n'a plus une suffisante raison d'être, quelque médiocre qu'on la suppose. Tout le système des égouts est changé ; les rues peuvent être suffisamment arrosées par des prises d'eau que l'ingénieur en chef du canal a très habilement ménagées dans tous les quartiers.

Il ne reste donc à l'existence et au maintien des ruisseaux que l'inconvénient fort grave, en été surtout, de permettre à une eau stagnante de coopérer à la décomposition et à la fermentation des substances organiques ramassées sur place ou dans un parcours antérieur.

§ IV.

Des puits et de l'eau du canal. — Il a été longuement signalé dans d'autres publications tout l'avantage qu'il y aurait pour l'hygiène publique à changer le système de tuyaux de circulation du gaz. On a, en effet, prouvé qu'au bout d'un certain laps de temps le fer se trouve réduit à un tel état de porosité qu'un suintement continuel provenant du gaz est inévitable. Or, la conséquence finale de ce fait est d'abord la transformation fâcheuse des terrains qui composent le sous-sol facilitant ainsi de pernicieuses émanations, et la détérioration ensuite de la plupart des puits ou, en d'autres termes, l'altération des eaux potables.

Quoique toutes les eaux destinées aux besoins publics aient une origine commune (1), la pluie, elles diffèrent cependant beaucoup entre elles d'après la nature des terrains qu'elles traversent avant d'arriver à un puits ou à une source naturelle ou artificielle.

Il faut espérer que les bassins de dépuration que l'on construit rendront à l'eau de la Durance, à son arrivée à Marseille, la même limpidité qu'elle présente à son point de départ. Mais en attendant cet heureux résultat, force est de convenir que l'eau qui coule de nos fontaines offre parfois des conditions toutes différentes de celles exigées par l'eau potable. Or, si l'on ajoute à cela que toutes les maisons n'ont pas de puits dont on puisse user, et que celles-là même qui étaient jadis heureusement partagées sous ce rapport devront bientôt renoncer à cette utile ressource, parce que le sous-sol est de jour en jour miné par les émanations qui filtrent à travers les tuyaux de fonte ou par la détrempe d'eaux stagnantes qui entraînent avec elles des parcelles de matières organiques en putréfaction, on comprendra la nécessité de veiller attentivement à cette importante branche des services publics d'une grande ville.

(1) Voy. Traité d'hygiène publique et privée, par Michel Lévy, t. II, p. 703.

CHAPITRE IV.

—

Récapitulation générale.

Si les considérations auxquelles nous venons de nous livrer dans les chapitres précédents sont justes et assez motivées, on arrive à cette conclusion générale que ni les vicissitudes atmosphériques pendant les premiers six mois de l'année, ni l'état physique et moral de la population marseillaise, ni les conditions matérielles de la cité ne peuvent rendre raison de l'apparition soudaine de la maladie, vers la fin du mois de juin, ni laisser apercevoir une relation irrécusable de cause à effet.

Que toutes ces circonstances et bien d'autres inhérenrentes à chaque individu aient eu une part adjuvante quelconque dans la marche de l'épidémie, personne ne voudra le contester ; mais toutes réunies, et à plus forte raison prises séparément, elles ne peuvent constituer une force pathogénique capable de donner lieu à l'apparition du choléra asiatique épidémique. S'il en était autrement, on pourrait s'étonner à bon droit que ces mêmes conditions étant habituelles et nullement exceptionnelles au pays, la maladie ne s'y transformât pas en endémo-épidémie annuelle.

Du reste, la marche du choléra en 1854 s'est chargée de fournir plus d'un argument en faveur de la thèse que nous soutenons. S'il ne fallait, en effet, tenir compte que des conditions sus-mentionnées pour la production de l'épidémie, par quel hasard providentiel une des villes du midi de la France, où règne l'oubli le plus complet des plus simples mesures d'hygiène publique, Nîmes, vaste foyer d'émanations délétères, qui a éprouvé 33 fois les atteintes de la peste de 1337 à 1720, par quel heureux hasard cette ville a-t-elle donc paru jouir jusqu'à ce jour d'une certaine immunité cholérique, tandis que la coqueluche, les affections catarrhales, les fièvres éruptères sont endémiques à la localité (1).

Ceux qui veulent tout expliquer par l'influence telluatmosphérique, et qui accordent aux qualités occultes et insaisissables de l'air une suffisante action déterminante, prétendent aussi que longtemps avant l'apparition du choléra à Marseille, grand nombre d'affections diarrhéiques faisaient pressentir des craintes qui ne se sont que trop réalisées.

Admettons que le fait soit vrai, et nous prouverons tout à l'heure qu'il ne l'est pas, cela n'apporterait pas encore un grand degré de certitude à l'hypothèse. De tout temps, en effet, on a eu à constater dans la saison

(1) Depuis le commencement de juillet jusqu'au 15 octobre, il y a eu à Nîmes 230 décès cholériques, dont 71 à l'hôpital civil et militaire, 8 à la maison des orphelins et 2 à la maison centrale, ainsi répartis : 85 hommes, 99 femmes, 46 enfants. Si l'on ajoute à ce chiffre une vingtaine de cholériques qui ont peut-être succombé avant l'époque *officiellement* fixée au début de la maladie, on arrive à 250 décès pour une population qui approche de 50,000 habitants. Evidemment ce n'est pas là une épidémie. Du reste, il n'est pas inutile d'ajouter que la maladie a frappé indistinctement sur toutes les classes ; c'est même la plus aisée qui a le plus souffert. Et, ce qui plus est, les rues les plus heureusement disposées, **les quartiers en apparence les plus sains ont été plus maltraités que les autres.**

d'été beaucoup d'affections diarrhéiques et d'embarras gastriques avec tout le cortège des maladies æstivales propres à nos contrées. Le public même est habitué à qualifier toutes ces indispositions de *maladies de la saison*. Mais tous les ans, fort heureusement, ces affections diarrhéiques ne sont pas suivies d'une épidémie de choléra.

Le fait en lui-même, avons-nous dit, n'est pas exact. Et, en effet, si l'on compare les relevés hospitaliers de 1854 à ceux de 1853, on arrive à toute autre conclusion. Voici les chiffres :

Relevé des affections diarrhéiques et embarras gastriques traités à l'Hôtel-Dieu pendant les mois d'avril, de mai, et du 1er au 15 juin 1854.

$$\text{Avril} = 12.$$
$$\text{Mai} = 16.$$
$$\text{Juin} = 9.$$
$$\text{Total} = 37 \ (1)$$

Pour la même période de temps en 1853 on a eu :

$$\text{Avril} = 20$$
$$\text{Mai} = 14$$
$$\text{Juin} = 14$$
$$\text{Total} = 48$$

(1) Quelques cahiers d'observations ayant été égarés à l'Hôtel-Dieu, je ne puis certifier l'exactitude mathématique de ces chiffres.

En supposant quelque erreur dans les chiffres de 1854, il est permis de croire que, somme toute, la différence est nulle ou insignfiante. Or, l'Hôtel-Dieu étant, en général, le reflet assez exact de ce qui se passe en ville, nous ne pouvons supposer que l'observation des praticiens civils ait offert un résultat différent de celle des médecins hospitaliers. Au surplus, voici encore de nouveaux chiffres qui viennent à l'appui des précédents·

Dans le courant de 1853, les affections diarrhéiques compliquées parfois du choléra sporadique ont constitué, pour ainsi dire, la *maladie régnante* à l'hôpital militaire, et ont fourni au savant médecin en chef de cet établissement (1) un total de 105 malades, pour les premiers six mois de l'année, ainsi répartis (2) :

$$
\begin{array}{rcl}
\text{Janvier} & = & 22 \\
\text{Février} & = & 16 \\
\text{Mars} & = & 23 \\
\text{Avril} & = & 21 \\
\text{Mai} & = & 9 \\
\text{Juin} & = & 14 \\
\hline
\text{Total} & & 105
\end{array}
$$

En 1854, depuis le 1er janvier jusqu'au 30 juin on a

(1) M. le docteur Froment.

(2) La totalité des malades reçus dans cet hôpital, pendant tout le semestre, s'est élevé à 1,629. Les affections diarrhéiques entrent par conséquent dans la proportion de 1 sur 16.

enregistré à ce même hôpital 151 affections diarrhéiques (1), ainsi réparties :

Janvier	=	11
Février	=	11
Mars	=	13
Avril	=	10
Mai	=	40
Juin	=	66
Total		151

En résumé, nous arrivons encore à une différence
nulle ou insignifiante. Mais un fait acquis sur lequel il
convient de s'arrêter et qui ressort des tableaux précédents, comparés pour les mois d'avril, mai et juin,
c'est la disproportion qui existe entre le nombre d'affections diarrhéiques observées à l'hôpital militaire, et
celui constaté à l'hôpital civil, le premier composé d'é-
léments qui ont afflué à Marseille de tous les points de
la France et surtout du nord, où le choléra sévissait
déjà; et le second, fourni par une population fixe et
restée par cela même sous les influences tellu-atmosphériques.

Encore une fois, il est facile de raisonner après les
faits accomplis ; mais il est plus conforme aux résultats
de l'observation d'avouer tout simplement que, jusqu'au
moment où le choléra a éclaté à Avignon, rien médicale-
ment parlant, et abstraction faite de ce qui se passait

(1) La totalité des malades reçus pendant tout le semestre s'est
élevée à 2,070. Les affections diarrhéiques sont ici dans la proportion de 1 sur 14.

uniquement à l'hôpital militaire, ne faisait supposer son apparition épidémique à Marseille, n'étaient les justes appréhensions occasionnées par sa persistance à Paris.

On semble donc autorisé à conclure que le choléra n'a pas été formé de *toutes pièces* à Marseille et qu'il y a été importé.

DEUXIÈME PARTIE.

Etude sur l'importation et le mode de propagation du choléra.

CHAPITRE PREMIER.

DE L'IMPORTATION.

—

§ I.

En refusant d'admettre que les causes inhérentes à notre localité aient pu produire une épidémie cholérique, on reconnaît implicitement que le fléau asiatique y a été importé. Il ne suffit pourtant pas de soutenir un fait par une épreuve indirecte; mieux vaut l'étayer par des observations précises; et ces observations paraissent exister aujourd'hui en assez grand nombre pour qu'il soit au moins permis d'examiner les faits avec soin et impartialité. Le terrain est glissant, je le sais, et je comprends aussi tout ce que certaines considérations d'un ordre supérieur imposent de sages réserves dans des questions de cette nature. Mais *agitur de summá re*, et lorsqu'on voit les populations européennes être décimées à des époques indéterminées et toujours trop fréquentes, par une maladie qui était jadis complétement reléguée sur les bords du Gange, il ne serait pas oiseux d'étudier le meilleur mode de renvoyer le fléau à son point de départ. Or, cette étude ne pourra être sérieusement entreprise que lorsqu'on aura la conviction que le choléra épidémique ne peut se produire sur place dans nos contrées sans une *cause déterminante* qu'on y aura préalablement importée, quel que soit d'ailleurs le nom qu'on veuille lui donner.

Après les travaux très importants publiés à ce sujet par l'illustre Delpech (1), par MM. Augustin Fabre et F. Chaillan (2), par MM. Briquet et Mignot (3), par MM. Haspel Mortoin (4), par MM. Brochard (5), et tant d'autres ; après les considérations fort remarquables que M. Félix Jacquot a insérées dans la *Gazette médicale de Paris* (6) ; et par dessus tout, si l'on veut bien consulter la 3ᵐᵉ partie du remarquable ouvrage de M. Anglada (7), les présomptions admises en faveur de l'importation acquièrent

---

(1) Etudes sur le choléra-morbus en Angleterre et en Ecosse en 1832.

(2) Histoire du choléra-morbus asiatique, 1836.

(3) Traité pratique et analytique du choléra-morbus. — Paris, 1850.

(4) Mémoire présenté à l'Académie des sciences et lettres de Montpellier, 1849.

(5) Mémoire présenté à l'Académie de médecine. 1851.

(6) Mois d'août, septembre et octobre 1854.

(7) Traité de la contagion, t. II, p. 101 et suivantes.

un certain degré de certitude. De sorte, que si la conviction à cet égard pouvait devenir quelque peu générale, il s'agirait bien moins peut-être de chercher à découvrir cette *puissante cause occulte* que de trouver les moyens d'en arrêter les progrès, dès qu'elle trahit quelque part sa présence.

Je l'avoue bien humblement, quoique j'aie déjà vu et observé de près trois épidémies à Marseille, je ne suis pas mieux fixé aujourd'hui que la première fois sur le mode d'extension de la maladie, et je ne puis comprendre que des esprits distingués émettent à ce sujet des opinions tranchées, et les soutiennent avec passion, trop de passion peut-être. Le moment n'est pas venu encore d'apporter à la discussion de ces arguments entraînants après lesquels toute réplique est impossible. Il nous paraît donc préférable de continuer à instruire ce grand procès, en notant avec exactitude et bonne foi tout ce qui peut s'y rattacher.

C'est ce que nous allons faire en attendant mieux.

§ II.

Pour prouver que les influences tellu-atmosphériques ne peuvent à elles seules engendrer la maladie, j'ai déjà dit ailleurs(1) que s'il en était autrement, on ne comprendrait pas pourquoi le choléra en éclatant au milieu d'un grand centre de population ne frapperait d'emblée un grand nombre d'individus à la fois, exposés tous aux mêmes influences depuis le même laps de temps, et offrant entre eux de grandes analogies d'habitude et de tempérament. On observe, au contraire, la maladie s'at-

(1) Revue thérapeutique du Midi, t. VII, p. 46.

taquant à un individu, à deux, à trois, et le nombre augmentant ensuite, en raison de la population, et de son entassement.

Mais ici, une première difficulté se présente, et elle ne saurait être résolue par ceux qui nient absolument toute influence dans la constitution atmosphérique.

A mon avis, et de l'avis de beaucoup de mes confrères, l'épidémie de 1854 n'a commencé à Marseille que du 25 au 30 du mois de juin. On aurait grand tort de croire cependant que depuis le mois de décembre 1849 (époque de la complète cessation de la précédente épidémie) jusqu'en juin 1854, on n'ait plus observé dans notre ville un seul cas de choléra asiatique. Il ne s'est pas passé une seule année peut-être où, en dehors même des hôpitaux, et parmi la population aisée, on n'ait eu malheureusement à constater des cas de choléra asiatique, parfaitement caractérisés par tout le cortége de ses symptômes les plus graves, y compris l'algidité. Ainsi, à la fin de décembre 1850, un homme jeune et vigoureux, appartenant à la classe du haut commerce, a succombé, rue Troisième-Calade, à une atteinte cholérique foudroyante constatée et vainement combattue par notre vénérable doyen, M. Cauvière, par M. Pirondy père et par moi. En 1853, dans les premiers jours du mois de mars, M. le docteur Roberty (1) a également constaté et

---

(1) Je transcris en entier la note qui m'a été remise à ce sujet par mon honorable collègue : « Le 6 mars 1853 je fus appelé à « donner mes soins à une demoiselle de 53 ans bien constituée, « demeurant rue Sainte, 97. — Après une diarrhée de 5 ou 6 « jours qu'elle ne soigna d'aucune façon, elle fut prise de tous les « symptômes du choléra. Rien n'y manquait : aphonie, cyanose, « suppression des urines, matières blanches des vomissements « et des digestions, peau restant plissée, etc., etc. Elle succomba

traité en ville un cas de choléra asiatique non douteux, et promptement suivi de mort. Il est probable que les faits de ce genre ne sont malheureusement pas bien rares,. et que d'autres médecins auront eu l'occasion d'en observer, depuis l'épidémie de 1849. Mais en supposant qu'il n'y en ait eu que deux ou trois bien caractérisés, bien et authentiquement constatés, celui du mois de décembre 1850, et ceux du mois de mars 1853, il s'agirait de savoir pourquoi et comment ces deux ou trois cas cholériques confirmés n'ont pas *rayonné* autour d'eux et ne sont pas devenus centre ou point de départ d'une nouvelle irradiation épidémique.

Ceux qui veulent tout expliquer par la transmission diront peut-être que, les trois malades étant morts promptement, le germe n'a pas eu le temps de se reproduire. C'est possible. Mais alors faudrait-il encore expliquer subsidiairement pourquoi les premiers cas observés en 1854, et suivis tous de mort, ont eu cependant le temps nécessaire à la reproduction de ce germe.

Il est évident que les conditions inhérentes aux malades et aux personnes qui les entourent ne suffisent pas à elles seules à l'extension de la maladie et à son évolution épidémique. Forcément, il faut faire appel aux circonstances extérieures tellu-atmosphériques ou autres auxquelles nous avons dû refuser une action générique

« dans la période de réaction, qui se fit incomplétement après 48 « heures.

« Le surlendemain, quelques maisons plus bas, dans la même « rue, une femme succomba dans les mêmes conditions. Je ne me « souviens plus du nom du médecin traitant. Je crois que cette « seconde malade avait été en contact avec la première. »

Quoique présenté avec une louable réserve, le dernier paragraphe de la note de M. Roberty mérite d'être remarqué.

directe, tout en leur accordant une puissante action adjuvante sur l'extension et la propagation cholérique.

En d'autres termes, un ou plusieurs cas de choléra
isolés ne suffisent pas, sans une constitution atmosphérique particulière, à produire une épidémie cholérique;
mais il est probable que les conditions atmosphériques
quelles qu'elles soient, suffisent moins encore à l'éclosion
de cette épidémie, s'il n'y a importation d'un premier
malade au milieu de ces conditions. On dirait deux
ordres d'action qui se complètent l'un par l'autre, et qui
restent sans effet si on les sépare.

§ III.

Dans l'état actuel de nos connaissances peut-on reconnaître quelles sont les conditions extérieures favorables à une évolution épidémique de choléra? Pouvons-
nous suffisamment apprécier les changements qui s'o-
pèrent dans ces conditions avant et pendant la marche
de la maladie? Non. La raison nous prouve que ces
changements doivent s'y trouver, mais notre intelligence
ne suffit pas encore à les découvrir.

Ne pouvant donc prévoir, ni reconnaître d'avance si
dans un moment donné la constitution médicale sera
favorable ou contraire à la production d'une épidémie,
il s'agirait d'empêcher l'importation d'un premier malade, ou de cette cause occulte susceptible d'atteindre
d'abord un ou plusieurs individus dans un pays entièrement exempt de l'affection cholérique. Le remède peut
n'être pas difficile à indiquer; mais il en est autrement
de son application.

Et d'abord, la prodigieuse facilité avec laquelle se
multiplient aujourd'hui les relations qui mettent en rap-

port constant les pays les plus éloignés et annulent en quelque sorte la distance des autres ; par leur nature même, ces relations s'opposeront toujours à tout ce qui pourrait être raisonnablement tenté, pour qu'une maladie importable ne soit charriée d'un endroit à un autre, sans qu'on ne veuille proposer sérieusement la destruction de la navigation à vapeur, et de sacrifier d'un trait les principales conquêtes de la civilisation moderne.

D'ailleurs, à quoi ont donc servi les rigueurs quarantenaires de Naples et de la Sicile ? Étaient-elles encore insuffisantes ? ou faudrait-il croire, comme le prétendent les contagionnistes quand même, que dans ce royaume, la cupidité du gardien a imposé un dangereux silence à la sévérité de la consigne ?

Un pareil argument, basé sur une supposition peu flatteuse que rien ne justifie, n'est pas discutable ; et la question des quarantaines par rapport au choléra nous paraît désormais jugée dans le sens de leur complète inutilité.

CHAPITRE II.

—

Mode de Propagation.

§ I.

Le choléra est-il contagieux dans le vrai sens de ce mot ? A tort ou à raison, le mot contagion renferme l'idée explicite que le contact pur et simple suffit pour communiquer la maladie, et ici le contact désigne plus particulièrement les attouchements d'une surface fort limitée (celle des mains) recouverte par une portion des téguments.

Ainsi interprétée, la question doit recevoir une réponse négative, car rien ne prouve jusqu'à présent que le choléra ait pu se communiquer d'un corps malade à un corps sain par un attouchement passager et pour ainsi dire fugace.

Le choléra peut-il être transmis d'un corps malade à un corps sain par des émanations morbides agissant dans un certain rayonnement, transportable, d'un lieu infecté à un autre qui ne l'est pas, et pouvant être absorbé par les trois grandes surfaces, respiratoire, digestive et cutanée, par la première surtout (1)? Cela nous paraît très probable et voici les faits qui militent en faveur de cette probabilité : 1° Il est beaucoup de maisons à Marseille qui fort heureusement n'ont pas été visitées par le fléau ; mais lorsqu'on observe une atteinte cholérique quelque part, il est rare qu'elle ne soit pas suivie d'une ou de plusieurs autres dans la même maison, ou chez différents membres de la même famille (2). Je pourrais citer à ce sujet un grand nombre d'exemples, mais je ne parlerai que de ceux dont je puis moi-même garantir l'exactitude.

(1) Voir notre compte-rendu sur la question quarantenaire, 2e édition, 1847.

(2) Même remarque a été faite à Nîmes par M. le docteur Mazel. « On a très-rarement, dit-il, vu le fléau s'abattre sur une maison « ou un quartier sans frapper et emporter le plus souvent les « amis, les parents, les enfants, enfin, de la personne primitive- « ment atteinte à laquelle ils prodiguaient du secours. Presque

a. — Mme veuve Cont... rue Sainte, est atteinte de choléra grave le 3 juillet, et succombe le 4 dans la soirée. Mme Jaub... sœur de Mme Cont.... reste auprès du corps de la défunte une partie de la nuit : atteinte elle-même d'emblée, sans aucun symptôme prodromique, à midi ; elle est déjà fortement cyanosée le soir, et succombe le lendemain, 6 juillet. — Mme Gr,... fille de Mme Jaub... et habitant la même maison (cours Bonaparte), est légèrement atteinte, elle aussi, dans la nuit du 6 juillet et guérit assez rapidement, malgré les violentes émotions qu'elle a éprouvées.

b. — Jeannette, femme de chambre, boulevard du Musée, n° 10, est atteinte le 9 juillet, et succombe le 10.

Mme D.... chez laquelle se trouvait placée Jeannette, quitte immédiatement la maison, et s'installe chez sa sœur, demeurant rue Noailles, 18. Mme D.... est cependant atteinte, et d'une manière foudroyante dans la nuit du 10 au 11, et succombe en quelques heures. Une sœur de la femme de chambre Jeannette est atteinte le 15 et meurt le 17 juillet.

c. — Le neveu du commandant B..., jeune soldat au 40e de ligne, est atteint de choléra grave à la caserne de la porte d'Aix, le 3 août. La femme du commandant et la bonne des enfants vont soigner le malade qui est au plus mal le 4. Dans la journée du 6, la bonne est elle-même gravement atteinte, et dans la matinée du 7, c'est le jeune fils du commandant qui est dangereusement frappé par la maladie.

« toujours, au contraire, on a eu à déplorer la mort soit du frère
« et de la sœur, soit de l'enfant et du père, de la femme et du
« mari. Dans quelques cas, c'est le domestique qui a suivi son
« maître ; deux ou trois voisins qui auront succombé presque en
« même temps. »

d. — La domestique de M. M... ingénieur des mines, rue Bretéuil, soigne et perd son neveu du choléra le 20 juillet. Le 22, elle en est atteinte d'emblée, et succombe le 23.

Le frère et la belle-sœur qui ont assisté cette pauvre femme sont eux-mêmes frappés par la maladie du 25 au 28. Le premier seulement a succombé; la femme a guéri.

e. — Le sieur Poitevin tenant l'hôtel de l'*Aigle d'or*, rue d'Aubagne, est grièvement atteint du choléra le 22 septembre. Dans la matinée du 23, la femme Elisabeth Hanne, qui avait assisté le malade pendant toute la nuit, est elle-même prise par des symptômes cholériques graves et succombe à 2 heures du soir. Le sieur Poitevin est mort le 25.

f. — Le 19 juillet, Mme de P... atteinte de diarrhée, part pour la Ciotat (1) où le choléra n'avait pas encore paru, dès le soir de son arrivée la diarrhée prodromique se transforme en choléra très grave, et Mme de P.... succombe le 20.

Le 21, M. de P.., qui avait assisté sa femme jusqu'au dernier moment est atteint d'emblée et donne pendant trois jours les plus sérieuses inquiétudes à sa famille.

Presque à la même époque, deux de ses enfants présentent les symptômes les moins équivoques du choléra.

Quelques jours après, M. de P... médecin fort estimable de la Ciotat, et qui avait donné des soins dévoués à la famille de son frère, est atteint de cholérine grave (2).

g. — Le 22 juillet, la femme de chambre de Mme A.., habitant une campagne près du Ronet, est atteinte de

(1) Petite ville à vingt-trois kilomètres de Marseille.
(2) Cependant, il n'y a pas eu d'autres cas à la Ciotat.

choléra et succombe le 23, à onze heures du matin. la cuisinière s'alite le 23 au soir avec tous les symptômes du choléra confirmé. Une sœur de l'Espérance, appelée à donner des soins à la malade, est elle-même atteinte de choléra dans la journée du 24.

Une deuxième sœur arrive pour assister la précédente, elle est atteinte du choléra dès le lendemain 25.

Le jardinier de la campagne est, lui aussi, frappé par la maladie le 28.

Une des sœurs a succombé à la communauté; les trois autres malades ont été sauvés.

h. — Nous avons déjà mentionné ailleurs que dans une espèce de hangar situé au chemin du Ronct, près l'usine à gaz, sur quinze personnes qui habitaient la localité, douze ont été atteintes du choléra.

2° Les sœurs hospitalières et les infirmiers civils et militaires ont malheureusement payé un large tribut à la maladie, et en effet :

a. — Sur 60 sœurs qui font le service actif à l'Hôtel-Dieu ou à la Charité, quinze ont été sérieusement indisposées, neuf ont eu le choléra très grave, et 6 ont succombé. Ce qui fait presque deux sur dix.

b. — La communauté des sœurs de l'Espérance qui vont avec autant de zèle que de charité soigner les malades à domicile se compose de 34 personnes. Toutes ont été grièvement malades pendant l'épidémie, et il en est mort deux.

c. — Vingt-une sœurs de Saint-Vincent-de-Paul sont chargées de l'important service de la Grande-Miséricorde. On sait avec quel dévoûment et quelle abnégation elles prodiguent aux pauvres leurs soins vraiment maternels ; cinq sur vingt-une ont été atteintes du choléra; trois ont succombé,

d. — A l'hôpital civil, plusieurs infirmiers ont été gravement malades, plus d'un a succombé ; mais une circonstance regrettable, indépendante de notre volonté et
de celle de l'administration des hospices, nous a empêché d'avoir le chiffre exact des uns et des autres. On
pourra néanmoins en juger d'une manière approximative d'après les chiffres fournis par l'hôpital militaire,
où sur une moyenne de 165 infirmiers, entre titulaires
et auxiliaires, il en est mort 34.

3° Les médecins et les élèves ont dû eux aussi payer
un trop large tribut au fléau. Ainsi, la plupart des médecins faisant un service actif, et principalement ceux attachés aux bureaux de secours, ont été plus ou moins
indisposés ; sur la totalité, 7 ont été atteints, 5 ont
succombé.

De 18 élèves internes ou externes à l'Hôtel-Dieu, 4
ont éprouvé une forte atteinte, 1 a succombé, M. Justin
Ducos. Il est même digne de remarquer que ce malheureux jeune homme, envoyé d'abord à Saint-Chamas
pour y soigner les cholériques, a pu pendant un mois
remplir sa noble mission, au milieu des campagnes, sans
éprouver la moindre atteinte de l'épidémie. Et rentré à
l'Hôtel-Dieu vers la fin août, il a été mortellement frappé
à la recrudescence du mois de septembre. D'unanimes
regrets se sont associés au deuil des parents d'un élève
qui donnait les plus légitimes espérances.

4° Le 4 juillet, un militaire appartenant au 13ᵉ d'artillerie, entre à l'hôpital d'Aix avec tous les symptômes
du choléra confirmé. Le 5, entrée au même hôpital de
deux cholériques appartenant au même régiment. De
ces 3 premiers malades, un seul succombe 7 heures,
après son arrivée à l'hôpital ; il était entré le 5.

Une sœur hospitalière qui avait donné des soins à

ces pauvres malades est atteinte elle-même le 6, et meurt le 7. C'est à dater du 10, que l'épidémie commence à Aix.

5° L'invasion du choléra à Gallipoli a coïncidé avec le débarquement du 5ᵉ léger et du 7ᵉ dragons, qui avaient séjourné à Marseille pendant plusieurs jours, et dont quelques hommes étaient déjà atteints de diarrhée au moment de l'embarquement, et parmi lesquels il y a eu quelques décès cholériques pendant la traversée.

6° D'après la déclaration d'un témoin occulaire et parfaitement compétent, M. le docteur Emile Cordier(1), c'est le 14 juillet que le choléra s'est déclaré à Varna. Et au dire de cet observateur il y a été apporté de Gallipoli comme un *paquet de cigares*. Le fait, ajoute M. Cordier, est de la dernière évidence.

§ II.

Les faits qui précèdent paraissent confirmer la transmission du choléra. Il en est d'autres cependant à peu près négatifs. Et lorsqu'on n'a pas de parti pris, et irrévocablement arrêté, on peut conserver un doute scientifique, tout en agissant dans le sens dicté par l'intérêt public.

Est-il bien prouvé que dans l'intérêt des malades et des soins qu'ils réclament, il soit préférable de repousser quand même toute idée de transmission lorsqu'il faut faire appel au dévoûment de tous, dans des temps calamiteux? De prime-abord, cela ne paraît pas douteux. Toutefois, on peut objecter que les varioleux, les scarlatineux, et tous les individus atteints du typhus

(1) *Gazette médicale de Paris.* 1854, p. 548.

des camps n'ont jamais manqué des soins les plus minutieux, quoique le vulgaire, plus encore que les médecins, considère ces maladies comme positivement con-
tagieuses. La charité ne recule pas devant le danger.
On dirait même que Dieu en double l'énergie, et en étend
la sphère d'activité en proportion des misères qu'elle est
appelée à secourir.

Ne pourrait-on pas indiquer d'ailleurs quelques précautions utiles, parfaitement compatibles avec les mé-
nagements que l'on doit aux malades sans négliger la
protection éclairée due à ceux qui les soignent ? Peut-on
espérer que les faits que nous venons de signaler et qui
frappent l'observation la plus superficielle, resteront longtemps dans le domaine exclusif du raisonnement médical ?
Les faits se passent souvent d'interprètes comme de
commentaires, et il est peut-être temps que l'on s'occupe
de la solution du problème que nous venons de nous permettre seulement de poser.

§ III.

Si l'air était le seul et unique agent délétère, il est
évident, dit-on, que chacun, en le respirant, par tous
les pores (qu'on nous passe le mot), il n'y aurait de salut
assuré pour personne tant qu'on se trouverait sous l'influence de l'atmosphère empestée. A cela il est permis
de répondre que de cent individus qui s'exposent à l'action du miasme paludéen, le tiers, si ce n'est le quart
seulement, seront atteints de fièvres d'accès.

Mais les plus chauds partisans du mode de propagation cholérique par l'air sont aujourd'hui fort embarras-
sés en présence de la marche de l'épidémie en 1854.

Il est, en effet, plus que probable que les navires qui

ont transporté des troupes de Marseille en Orient ont eu le temps, chemin faisant, de changer plusieurs fois d'atmosphère. Et en supposant même que dans une grande agglomération d'individus renfermés dans d'étroits espaces, des miasmes particuliers puissent être entretenus et conservés pendant quelque temps, ce que je suis loin de nier, il est d'autres faits qui portent avec eux tout autre enseignement. Nous citerons les deux suivants : Un de nos estimables confrères, M. le docteur F..., a le malheur de perdre un enfant enlevé en quelques heures par un choléra foudroyant. Trois individus (la famille R...), mari, femme et belle-sœur, qui habitaient le rez-de-chaussée de la même maison, effrayés de cet événement, partent de suite pour la ville d'Aups où la maladie ne s'était pas encore montrée, mettent deux jours pour accomplir leur voyage et succombent tous les trois aux atteintes du choléra le lendemain et le surlendemain de leur arrivée.

Le capitaine Re..., adjudant-major dans un régiment en garnison à Aix, demande une permission de quatre jours, et part d'Aix le 13 juillet (peu après le début de l'épidémie) pour se rendre à Aigues-Mortes (où il n'y avait eu encore aucun cas de choléra), à l'effet d'y conduire et d'y laisser sa femme souffrante. Dès le lendemain de son arrivée, le capitaine Re... succombe à une atteinte foudroyante !

Faudrait-il croire que les uns et les autres ont voyagé de conserve avec une certaine quantité d'influence atmosphérique, ou n'est-il pas plus logique d'admettre qu'ils ont emporté avec eux, en quittant Marseille et Aix, le germe d'une maladie qui a fini par éclater dans l'Hérault et dans les Basses-Alpes ?

Nous voilà revenus, par conséquent, à la nécessité

d'admettre une cause déterminante, germe, miasme ou autre, capable d'agir en dehors des circonstances atmosphériques que l'on invoque si facilement.

§ IV.

Hypothèse. — Malgré toutes les recherches anatomiques cliniques et historiques auxquelles on s'est livré et on se livre depuis longtemps, la nature intime du choléra est aussi inconnue aujourd'hui qu'elle l'était lors de sa première apparition en France. Il y a à craindre que la constatation matérielle du germe ou miasme qui en constitue la cause première ne soit jamais possible en dépit des progrès ultérieurs de la science. Tout ce qu'on peut dire pour le moment, c'est que dans l'atteinte cholérique les choses se passent comme s'il s'agissait d'une *intoxication par un germe ou principe animalisé.*

Je n'attache d'autre importance, je tiens à le déclarer, à mon hypothèse que celle de m'aider à expliquer moins difficilement des faits incompréhensibles. Je la consignai pour la première fois dans mon rapport à l'administration des hospices à la suite de l'épidémie de 1849 (1), et si j'ose la reproduire aujourd'hui, c'est, pour ainsi dire, encouragé par le mémoire publié sur le même sujet par M. Debreyne (2).

L'idée d'expliquer l'origine et la marche du choléra par l'incubation, l'éclosion, et la propagation d'un germe animalisé n'est pas neuve. Lamotte, Néale, Hahneman

(1) Quatre mois de service médical à l'Hôtel-Dieu de Marseille pendant l'année 1849.

(2) *Revue de thérapeutique médico-chirurgicale.* Paris, 1854, page 253.

et surtout Mojon, ont depuis longtemps émis et soutenu avec force la même opinion.

Que si elle pouvait paraître par trop hasardée, il serait bon de se rappeler que des hommes d'un mérite incontestable n'ont pas craint d'accorder une *origine animalculisée* à la peste, à la fièvre jaune et aux miasmes paludéens. Ainsi ont pensé Varron, Lucrèce, Kircher, Valisnièri, Lancisi, Planier, Linnée pour la peste; John Crawfort (de Baltimore) pour la fièvre jaune; Moufflet pour l'intoxication marécageuse.

Le caractère endémique du choléra aux bords du Gange, son mode d'extension, la saison plus propice à son développement, les oscillations imprimées à sa marche, par les variations brusques de température, et surtout par les grandes pluies, tout cela s'accorde assez avec ce que l'entomologie nous enseigne concernant l'origine, la propagation et l'émigration des insectes.

Personne, sans doute, n'a pu découvrir encore ces *monades* dans les évacuations ou les émanations cholériques. Mais les recherches de cette nature sont extrêmement difficiles; et il ne faut pas oublier que, de son propre aveu, Récamier a mis plus d'un an à se convaincre par l'examen le plus minutieux que le *kermès ilicis* est un insecte.

D'ailleurs on ne se doutait guère jadis qu'une goutte d'eau pût contenir un grand nombre d'infusoires, et bien moins encore que plusieurs maladies qui atteignent les moutons, les bœufs, les chevaux fussent occasionnées par des *ichneumons*, *des cynis*, *des spes* et autres petits êtres qui vivent et se multiplient dans le ventre de ces animaux.

Je ne puis résister au désir de citer un fait assez curieux qui s'est passé à Londres de 1820 à 1824. Hyde-

Park et St-James-Park étaient peuplés d'ormes magnifiques. Au printemps, on voyait éclore les feuilles avec toute la pompe d'une riche végétation. Mais bientôt elles tombaient toutes comme si elles eussent été frappées de la foudre. L'écorce se détachait ensuite du tronc, et beaucoup de ces beaux arbres n'étaient avant la fin de l'été bons qu'à brûler.

La cause de ces dégâts fut d'abord attribuée à la malveillance; l'on promit des récompenses à ceux qui découvriraient les coupables, et quelques punitions même furent infligées à de pauvres soldats par cela seul que l'on s'aperçut que les arbres n'étaient écorcés que jusqu'à la hauteur à laquelle pouvait atteindre une baïonnette. Cependant les ormes de Camberwel offrirent bientôt le même phénomène, et ce fut alors seulement que Sharpe-Maclay, naturaliste distingué, put découvrir un très petit insecte appartenant à la même famille de celui qui avait détruit des forêts de pins en Allemagne, et que l'on nomme *ilésinus destructor*.

Depuis 1849, la maladie de la vigne et de beaucoup d'autres végétaux s'est malheureusement chargée de compléter l'histoire qui précède, et d'accroître le nombre des maladies épidémiques produites par des animalcules au sein du règne végétal.

Les parasites qui s'implantent sur le règne animal ne sontassurément pas moins dangereux; leur nombre s'accroît chaqueannée, et peut-être découvrira-t-on quelques jours les monades cholériques comme Sharpe-Maclay a trouvé en Angleterre les hilésiens dévastateurs des forêts. Mais alors seulement on pourra espérer, comme dit M. Martin Lauzer (1), non pas de trouver un nou-

(1) *Journal des connaissances médico-chirurgicales*, 15 mai 1854.

veau remède spécifique, mais de *rendre spécifiques quelques-uns des moyens connus.*

Que l'on accepte, du reste, ou que l'on repousse ce
qui n'est présenté que sous forme d'hypothèse, il n'en
est pas moins vrai qu'on ne saurait mieux se rendre
compte de la bizarrerie de la marche du choléra, de
l'inanité des quarantaines, des faits qui militent pour
ou contre la transmission de l'extension ou de la li-
mitation de la maladie, de l'immunité temporaire ou
relative de certaines localités, de l'acharnement du fléau
sur quelques autres, de sa préférence pour tel quartier
ou telle rue ; on ne peut, dis-je, s'expliquer d'une manière plus satisfaisante tant d'exceptions et de contradictions, qu'en admettant un germe animalisé comme
cause première du choléra. Nous ignorons si le fait
pourra jamais recevoir une démonstration expérimen-
tale. En tout cas, il resterait encore une chose essentielle à trouver : la source de ce germe et son champ de
reproduction. Ce qui prouve malheureusement une fois
de plus que dans cette triste affection où souvent l'*individu est mort,* comme disait Récamier, *avant d'être malade,* le but de nos recherches s'éloigne en raison même
des connaissances que l'on acquiert, et qui sembleraient
devoir nous le faire approcher.

TROISIÈME PARTIE.

Invasion du Choléra en Provence.

CHAPITRE PREMIER.

AVIGNON.

—

§ I.

Le 7 du mois de juin, une dépêche annonça à Marseille que plusieurs cas de choléra asiatique, non douteux, s'étaient déclarés parmi les soldats d'un régiment de ligne (le 75e), caserné dans l'ancien Palais des Papes, à Avignon.

Avant d'aller plus loin, une remarque importante trouve ici sa place. L'administration de la guerre, dans un but qui témoigne de sa constante sollicitude pour le bien-être du soldat, avait recommandé, dès l'hiver dernier, et par une circulaire spéciale, de lui envoyer de tous les points de la France des notes détaillées sur l'état des casernes considérées plus particulièrement *en prévision d'une invasion cholérique*. L'ancien Palais des Papes, qui offre des salles magnifiques, fut signalé, pour un de ses quartiers surtout, comme prédisposant à des affections diarrhéiques, par ces motifs entre autres, que l'abord de la caserne étant pénible, fatigant, le troupier, qui rentre parfois couvert de sueur, se trouve exposé à un dangereux refroidissement dès qu'il parvient à sa chambrée.

L'événement n'a que trop justifié la crainte ; et le quartier signalé a été précisément le premier où l'affection cholérique s'est manifestée. D'où il suit que cette disposition particulière des localités a dû probablement faciliter l'apparition du choléra à Avignon. Aurait-elle suffi, toutefois, à elle seule, pour donner naissance à la maladie? Nous ne le pensons pas, par ce motif surtout que les inconvénients signalés à cette caserne au commencement de 1854 existaient absolument au même degré en 1853, et il n'y a pas eu alors d'épidémie cholérique.

Mais il y a plus. Dans une note très-intéressante adressée à un de nos confrères de Nîmes, par M. De-Joulme, médecin en chef de l'hôpital d'Avignon, nous lisons le passage suivant : « L'épidémie cholérique à « Avignon, a attaqué la garnison soudainement « tout à fait à l'improviste, et de la manière la « plus grave, c'est-à-dire avec algidité, cyanose, as- « phyxie, etc., lorsqu'il ne régnait à Avignon avant cette « époque ni diarrhée ni dyssenterie, ni aucune autre « affection du bas-ventre; *rien enfin* qui pût faire pré- « sumer l'approche du fléau. »

Le fait est digne d'être remarqué ; il concorde en tous points avec ce qui s'est passé à Marseille, et que nous avons déjà mentionné. Tout en faisant, conséquemment, la part des localités et des autres influences extérieures, il nous semble avéré que ces influences réunies n'auraient pu suffire à l'apparition du choléra épidémique à Avignon, sans une cause première déterminante, fournie par de jeunes conscrits arrivés depuis peu de temps à leurs corps et provenant, la plupart, de pays où le choléra sévissait déjà.

§ II.

C'est vers le 10 juin que l'état sanitaire d'Avignon a été généralement connu à Marseille. Et si l'on songe à l'imagination quelque peu active des Provençaux, sans oublier que depuis 1834 plusieurs épidémies cholériques avaient déjà fort maltraité le pays, on comprendra la fâcheuse impression produite sur la masse de la population par une pareille nouvelle.

Ainsi qu'il fallait s'y attendre, l'exagération plus ou moins bien intentionnée se mit bientôt de la partie, et les bulletins les plus fabuleux furent répandus comme étant l'expression exacte de la mortalité d'Avignon.

Qu'on nous permette à ce sujet quelques réflexions. Des personnes très sensées ont trouvé mauvais que l'autorité (aussi bien celle d'Avignon que plus tard celle de Marseille) n'ait pas publié jour par jour un bulletin officiel pour empêcher la malveillance d'exploiter la crainte des uns et la bonne foi de tous. De prime abord l'observation paraît fondée, mais on oublie une chose essentielle : c'est que lors même qu'un chiffre exact serait officiellement publié, on n'y croirait pas. C'est

5

fâcheux, sans doute, mais c'est vrai. Nous avons pu
nous-même recueillir tout dernièrement une nouvelle
preuve du fait que nous avançons, et la voici : En
causant avec un honorable négociant appartenant au
haut commerce de Marseille, et en citant les chiffres
des décès cholériques à l'Hôtel-Dieu, copiés jour par
jour par un de nos élèves sur les registres hospitaliers,
ce négociant, d'ailleurs assez instruit, nous a soutenu
avec énergie, peut-être même avec un peu d'entête-
ment, que nous étions dans l'erreur, et que lui possédait
un relevé hospitalier *beaucoup plus exact*, dont l'addition
s'élevait à 1,200 ! Précisément le triple de la réalité.
Cela dit, il nous semble que l'autorité placée dans l'alternative de publier des chiffres qu'on aurait contro-
versés, ou de garder le silence vis à vis d'une innom-
brable quantité de familles dont les enfants étaient
obligés, par les regrettables exigences de la guerre, de
venir s'embarquer à Marseille, l'autorité placée dans
cette alternative a laissé circuler les bulletins officieux,
sans permettre la publication de chiffres officiels. En
un mot, elle a choisi de deux inconvénients le moins
grave.

§ III.

Quelque bizarre qu'ait été dans plusieurs circonstances la marche du choléra, son apparition à Avignon
devait faire supposer que Marseille en serait prochaine-
ment atteinte. On a prétendu même que dès les premiers
jours de juin quelques cas isolés avaient été observés
dans notre ville, de sorte que la maladie asiatique aurait
éclaté simultanément dans les deux chefs-lieux à la
fois.

C'est encore là une erreur contre laquelle vient protester le fait suivant. Par une lettre-circulaire, en date
du 17 juin, l'administration des hospices de Marseille,
dont la vigilance n'est jamais en défaut, a convoqué les
six chefs de service de l'Hôtel-Dieu, « pour faire un
« rapport sur l'état sanitaire de l'hôpital, et notamment
« sur les symptômes qui pourraient s'y être déclarés
« pouvant être considérés comme avant-coureurs du
« choléra-morbus.

« En l'état des craintes qui se sont manifestées depuis
« quelques jours, il est du devoir de l'administration
« (ajoute encore cette circulaire) de se tenir exactement
« informée de tout ce qui peut intéresser la santé pu-
« blique, et d'en instruire l'autorité. »

En réponse à cette lettre, MM. Sue, Girard, Thomas,
Coste, Roberty et Pirondy, s'étant réunis le 18 juin à
huit heures du matin, sous la présidence de leur doyen,
M. Sue, dictèrent à M. Rampal, chef interne, faisant
fonction de secrétaire, un rapport détaillé dont nous
citerons textuellement les conclusions.

« En résumé, l'état sanitaire de l'Hôtel-Dieu, considéré
« isolément, n'est pas de nature à faire naître des
« craintes sérieuses sur l'invasion prochaine d'une
« épidémie de choléra, car il n'est pas d'année qu'on ne
« soit appelé à observer les mêmes faits à l'Hôtel-Dieu
« à pareille époque. Mais quelques circonstances étran-
« gères à l'hôpital et le choléra qui, régnant à Paris
« depuis assez longtemps, a fait invasion à Avignon,
« ville si rapprochée de Marseille, portent à penser que
« le bonheur dont nous jouissons ne doit pas trop nous
« faire présumer de l'avenir. »

A la vérité, parmi les circonstances dont parle le rapport, MM. Sue et Thomas mentionnent l'existence de

quelques diarrhées avec refroidissement observées en ville depuis quatre ou cinq jours ; mais cela coïncidait avec cinq ou six autres faits de ce genre observés à l'Hôtel-Dieu (1) depuis le 15 juin. Et dans ce même rapport, il est déclaré que *ces faits isolés* n'ont pas une grande valeur.

Bref, de l'avis des médecins hospitaliers comme de celui de la plupart des médecins civils, à partir du commencement de l'année jusqu'au 15 juin inclusivement, aucune affection diarrhéique n'a régné à Marseille sur de suffisantes proportions pour que l'on eût à redouter une invasion cholérique, si l'épidémie n'eût pas déjà éclaté à Avignon depuis le 8 du même mois.

Du reste, le chef-lieu de Vaucluse n'a pas été trop mal traité eu égard à sa population.

CHAPITRE II.

Arles (23,308 Habitants).

§ I.

Pendant que l'on se demandait à Marseille si l'état sanitaire général était favorable ou contraire à l'invasion

(1) 16 juin : salle Ailland, n° 55 (diarrhée avec un peu de refroidissement); — 17 juin : deux infirmiers, salle St-Louis (diarrhée avec refroidissement); — 17 et 18 juin : trois élèves (même indisposition).

de l'épidémie, un premier cas de choléra foudroyant était observé dans la ville d'Arles, le 14 juin, et dès le lendemain, sept cholériques grièvement atteints ont été apportés à l'hospice. L'épidémie a marché ensuite avec une telle rapidité et une intensité si extraordinaire, que du 15 au 20 la moyenne des décès a été de 15 par jour ; et du 20 au 30 le chiffre de la mortalité est monté à 25, quoique la population fût peut-être réduite des deux tiers.

Une observation assez curieuse a été faite à Arles. Elle nous est signalée par M. Mousset, chef interne fort distingué à l'hospice civil de cette ville. Contrairement à ce qui arrive dans les années ordinaires, on a vu très-peu de fièvres intermittentes pendant les mois d'avril, mai et commencement de juin. En temps d'épidémie rien de plus commun que de voir diminuer le nombre des maladies intermittentes dont la réapparition est toujours considérée comme un heureux présage de la cessation de l'influence épidémique. Mais il est difficile de s'expliquer comment cette influence aurait pu en neutraliser une autre non moins active, celle des miasmes paludéens. Quoi qu'il en soit, la difficulté de l'explication n'ôte rien à la réalité et à l'importance du fait observé,

§ II.

La gravité de l'épidémie cholérique à Arles a dépassé toutes les proportions ordinaires. Au fur et à mesure que la population rentrait une nouvelle recrudescence moissonnait de nouvelles victimes.

Il est douteux que beaucoup de villes en dehors de

notre département aient été plus malheureusement frappées qu'Arles. Ce qui vient prouver une fois de plus que si les conditions hygiéniques au milieu desquelles vit et demeure une masse de population, peuvent ne pas suffire à la production du choléra épidémique, assurément elles peuvent en étendre et en prolonger la léthalité.

CHAPITRE III

—

Marseille.

§ I.

Nous venons de voir que les premières atteintes cholériques observées à Avignon datent du 7 juin et celles d'Arles, du 14.

C'est le 18 du même mois que deux cas de choléra asiatique bien caractérisés ont été observés à l'hôpital militaire, dont le premier sur un dragon arrivant d'Avignon.

A partir de ce jour, le nombre des cholériques dans cet hospice a été toujours en augmentant jusqu'à donner une moyenne de 15 à 20 par jour. On a remarqué d'abord que la plupart des malades étaient fournis par le 4e régiment d'infanterie légère, caserné à l'ancien emplacement du Lazaret, et arrivé depuis peu de temps des Pyrénées. Mais bientôt le dépôt du 40e de ligne, et tous les autres corps occupant différentes casernes et disséminés dans différents quartiers de la ville, ont été entamés et fortement touchés par la maladie.

Dès le 23 juin, une femme âgée de 49 ans, Mme Repl..; arrivée la veille d'Avignon, est entrée à l'Hôtel-Dieu, salle Ste-Elisabeth, offrant tous les symptômes du choléra asiatique. La maladie est parvenue à son apogée dès le lendemain, et cette femme, qui paraissait avoir surpassé le principal danger le 25, a succombé le 30 à la suite d'une réaction typhoïde.

Le 27 du même mois, deux prisonniers atteints de choléra confirmé à la maison de dépôt (1) ont été apportés dans la salle des consignés du même hospice, et y ont succombé en fort peu de temps. A partir de ce jour et jusqu'au 24 juillet, le nombre des cas apportés à l'Hôtel-Dieu ou qui se sont déclarés dans les salles a été en augmentant ; mais il n'a atteint la moyenne de 25 par jour que le 15 juillet.

Dès les premiers jours de ce même mois, quelques atteintes cholériques bien caractérisées se déclarent dans l'intérieur de l'asile St-Pierre (aliénés), placé en dehors de la ville et au milieu d'une vaste campagne. Un premier décès par suite du fléau asiatique est enregistré dans cet établissement le 8 juillet.

Ce n'est en revanche que le 9 du même mois que l'hospice de la Charité, placé au milieu des vieux quartiers et dans des conditions peu hygiéniques, voit apparaître dans ses salles un premier cas de choléra confirmé.

Tout en donnant plus loin des chiffres, disons de suite que dans l'Asile Saint-Pierre l'épidémie a suivi exactement la même marche ascendante et descendante

(1) Vir..., 32 ans ; Pier..., 60 ans.

qu'en ville , sans exception pour la recrudescence.

§ II.

Le 29 juin on a signalé vaguement quelques cas isolés de choléra observés dans les vieux quartiers, et c'est le 4 juillet seulement que les déclarations de plusieurs médecins ont fait constater *officiellement* l'existence du choléra épidémique au milieu de la population civile dans les différents quartiers de la ville et dans toutes les classes de la société.

Le premier bulletin administratif adressé par la mairie à la préfecture porte, en effet, la date du 4 juillet. D'un autre côté, les déclarations faites à la mairie, en date du 3 juillet, portent 16 décès cholériques, dont 6 en ville, 3 à l'Hôtel-Dieu, 7 à l'hôpital militaire, plus 38 décès ordinaires ! Nous aurons plus d'une fois l'occasion de signaler des disproportions de ce genre dans les chiffres de la mortalité, et nous répéterons chaque fois que, s'il y a erreur, elle est du fait de ceux-là mêmes qui signent le certificat de décès, car l'administration se borne à l'addition des bulletins qu'elle n'est pas appelée à contrôler.

A la date du 4 jusqu'au 10 juillet, la mortalité cholérique a été de 166, donnant une moyenne de 23,7 par jour; si on défalque cependant 50 décès qui ont eu lieu à l'hôpital militaire dans ce même laps de temps, le chiffre réduit à 106, ne donne plus qu'une moyenne de 15 par jour pour la population civile, y compris les enfants, qui ont toujours fourni près d'un tiers de la mortalité.

§ III.

En présence de ces chiffres, et eu égard à la population de la cité, on pouvait encore espérer que la maladie ne prendrait pas à Marseille un trop grand développement, mais cet espoir ne fut pas de longue durée.

Le 12 juillet la mortalité prend des proportions alarmantes, et la déclaration faite à l'état civil, de 78 décès cholériques, prouve malheureusement qu'on est au début d'une nouvelle et probablement meurtrière épidémie.

Du 12 au 21 la mortalité a toujours été en augmentant dans une proportion de quinze à vingt par jour. Dans la journée du 22, le nombre des décès inscrits à 5 heures du soir s'élevait déjà à 192, et un certain nombre de bulletins restant à enregistrer, on peut sans exagération porter à plus de 200 les décès cholériques de cette journée.

Du 25 au 29 juillet, la mortalité est graduellement descendue à 124 décès, dont 95 cholériques.

Le 30 juillet, 71 décès seulement, dont 59 cholériques ; le 31, encore 103 décès, dont 89 cholériques.

A partir du 1er jusqu'au 11 août, la décroissance de la mortalité a offert de fréquentes mais légères oscillations ; et il n'a été enregistré que 26 décès le 12, dont 15 cholériques.

Jusqu'à la fin du mois d'août, la mortalité générale a varié de 25 à 30 par jour avec une moyenne cholérique de 17.

Du 1er au 10 septembre, l'état sanitaire s'est maintenu dans les mêmes proportions que pendant la seconde quinzaine d'août ; mais du 10 au 15, une légère recrudescence cholérique a été signalée.

Du 24 au 29 du même mois, la recrudescence a été plus prononcée et dans la journée du 25, la mortalité s'est élevée à 65, dont 48 décès cholériques.

Depuis le 30 septembre jusqu'au 10 octobre, la mortalité générale étant rentrée dans ses limites ordinaires, et les décès cholériques n'étant plus signalés que dans la proportion de 2 à 6 par jour, on a pu, grâce à Dieu, considérer l'épidémie comme entièrement éteinte, et aucun bulletin officiel n'a plus été adressé à l'autorité, ni par la commune de Marseille, ni par aucune autre de ses trois arrondissements. D'où la cessation du choléra épidémique dans le département des Bouches-du-Rhône.

§ IV.

La mortalité cholérique officiellement déclarée *sur le relevé des certificats et décès* pour la ville de Marseille, depuis le 30 juin jusqu'au 1ᵉʳ octobre, est de 2,805, dont 1,179 hommes, 921 femmes, 618 enfants.

Ces chiffres ne peuvent pas être exacts; voici pourquoi : le bulletin du 19 juillet porte 153 décès, dont 105 seulement comme cholériques, reste 48 décès ordinaires avec 30 enfants *non cholériques;* évidemment il y a là double erreur.

Dans le bulletin du 22 juillet, la mortalité enregistrée avant 5 heures du soir s'élève à 192. Le nombre des cholériques est porté seulement à 139, reste encore le chiffre de 53 pour représenter les décès ordinaires, parmi lesquels 38 enfants *non cholériques.*

Dans le bulletin du 31 juillet, sur 103 décès, 56 seulement sont portés comme cholériques, reste 47 pour les décès ordinaires.

Enfin, dans le bulletin du 9 août, portant 45 décès,

on ne signale que 15 cholériques dont 2 enfants, et l'on y mentionne 22 enfants qui auraient succombé de toute autre maladie que du choléra!

Je ne multiplierai pas mes citations; celles qui précèdent doivent suffire pour prouver qu'il y a eu de nombreuses erreurs commises ou par ceux qui étaient journellement chargés du dépouillement des déclarations des médecins, ou par les médecins eux-mêmes, qui par mesure de prudence ont peut-être souvent omis avec intention de *qualifier* la maladie réelle à laquelle les individus avaient succombé. Il serait, autrement, difficile de comprendre à quelles maladies intercurrentes ont succombé tant d'individus lorsqu'il ne régnait conjointement au choléra aucune autre épidémie grave. Les maladies ordinaires ne perdent pas leurs tristes droits en temps d'épidémie, cela est vrai; mais ces droits sont plus restreints que ne le supposent les chiffres que nous venons de rapporter.

Quoi qu'il en soit, voulant arriver à une appréciation plus exacte des ravages épidémiques, j'ai suivi un autre procédé de recensement, et je crois être parvenu à un résultat plus positif.

La mortalité du mois de juin 1854 a été de 620, dont 332 enfants. Celle du mois de juin 1850 a été de 405, dont 175 enfants. Différence entre les deux mois 215, qui peut se rapporter en partie aux trois derniers jours 28, 29 et 30 dont la mortalité en 1854 a été de 145, tandis qu'elle n'a pas atteint la moitié du chiffre en 1853.

C'est, du reste, le 23 et le 27 juin qu'on a apporté à l'Hôtel-Dieu les 3 premiers cholériques dont 3 ont succombé le 30 juin. En supposant, que vers la même époque, il y eût en ville quelques autres décès cholériques

— 76 —

non ·constatés, nous calculerons la mortalité générale à partir du 26 juin.

L'état civil de la commune de Marseille a enregistré 5,364 décès depuis le 26 juin jusqu'au 30 septembre inclusivement de 1854, ainsi répartis :

Du 26 au 30 juin . .	145	
Du 1er au 31 juillet .	3,241	Total : 5,364
Du 1er au 31 août. .	1,136	
Du 1er au 30 septembre	842	

L'État civil de la même commune a enregistré en 1853 pendant le même laps de temps 1,616 décès, ainsi répartis :

Du 26 au 30 juin . .	70	
Du 1er au 31 juillet ·	482	Total : 1,616
Du 1er au 31 août . .	590	
Du 1er au 30 septembre	474	

Différence entre les deux premières années 3,748, Ce doit être à peu de chose près le chiffre des victimes du choléra pendant l'épidémie de 1854. Il dépasse de 1,172 la mortalité cholérique de 1835 (1).

(1) Voy. Aug. Fabre et F. Chailan, ouvrage cité.

QUATRIÈME PARTIE.

Marche, symptômes et traitement du choléra en 1854.

CHAPITRE PREMIER.

SYMPTOMATOLOGIE.

---

§ I.

L'épidémie cholérique en 1854 a présenté la même physionomie générale que celles de 1835 et 1849.

Toutefois, chaque nouvelle atteinte épidémique porte un cachet particulier que l'on reconnaîtra facilement si l'on compare entre elles les diverses relations qui en ont été publiées (1). En s'acclimatant à la France, le choléra

(1) Consultez plus particulièrement celle de M. Sue, qui a paru à Marseille après la première épidémie de 1835.

perd un peu de sa teinte asiatique, et, tout en présentant le même ensemble morbide qu'on ne saurait méconnaître, il subit certaines modifications dues tout à la fois aux qualités du sol, aux influences climatériques, et, comme conséquence immédiate, à la nature des tempéraments propres à notre zone tempérée.

On a divisé l'atteinte cholérique en différents degrés ou périodes, telles que cholérine, choléra confirmé, et choléra algide, qui suffisent assurément pour bien reconnaître la maladie parvenue à ses trois principales étapes. On aurait cependant tort de croire que la succession de ces trois états d'une gravité si différente ait toujours lieu d'une manière parfaitement régulière. Sans doute la période algide et asphyxique d'emblée s'observe rarement; mais le nombre de ces cas excessivement graves et presque désespérés dès le début, quelque restreints qu'ils soient, méritent qu'on y porte quelque attention, car on les rencontre à toutes les époques de l'épidémie, aussi bien à son apparition et à son apogée qu'à son déclin. Et d'ailleurs, comme il arrive parfois aussi que les symptômes qui se présentent d'abord sous un aspect des plus bénins changent tout à coup, et que le malade succombe avant, pour ainsi dire, qu'on ait pu se douter de la gravité du mal ; comme il arrive aussi dans d'autres circonstances que des symptômes en apparence graves se présentent à l'observation lorsque les malades peuvent être considérés, et sont réellement hors de tout danger, par tous ces motifs, le praticien doit se tenir constamment sur ses gardes dans le triple but: 1º d'opposer un traitement actif et fréquemment surveillé au début de la maladie quelque légère qu'elle paraisse ; 2º de ne pas se laisser décourager lorsqu'il aperçoit le retour ou la persistance de quelques symptômes sérieux;

3° enfin, d'apporter un surcroît de circonspection dans le pronostic qu'il est appelé à formuler.

Les remarques que nous venons de faire sur la marche parfois incertaine et irrégulière de l'atteinte cholérique, nous engagent à énumérer simplement les symptômes de cette affection d'après leur ordre de succession, en les divisant en symptômes prodromiques ou initiaux, symptômes d'invasion confirmés, symptômes algides et symptômes consécutifs ou de retour.

§ II.

Symptômes prodromiques ou initiaux. — Nous ne classerons pas dans cette catégorie le malaise ou la sensation pénible que toute une population soumise à la fâcheuse influence d'une épidémie cholérique éprouve tout le long de l'intestin : Borborygmes ou gargouillements, tiraillements d'entrailles, tension abdominale, constipations opiniâtres, éructations etc., etc... Il n'est à peu près personne qui ne sente son ventre (qu'on nous passe cette expression), et tout aussi bien ceux qui se trouvent continuellement soumis à un sentiment de crainte qu'on ne raisonne pas et que l'on discute encore moins, que ceux, heureusement en assez grand nombre, qui n'éprouvent pas la moindre appréhension. Ce malaise universel est la conséquence de l'influence épidémique, et ne saurait entrer en ligne symptomatologique que comme prédisposition générale.

Le premier symptôme réel, irrécusable, est la diarrhée si justement appelée aujourd'hui prodromique, d'après M. Jules Guérin, ou prémonitoire d'après l'Ecole anglaise.

Cette diarrhée précède parfois les autres symptômes

cholériques de quelques heures seulement ; mais dans la plupart des cas, d'un jour, deux jours et plus encore.

C'est ainsi que les deux prisonniers apportés les premiers dans notre service, le 27 juin, avec une atteinte cholérique confirmée, nous ont avoué que la diarrhée datait déjà de 6 jours, lorsque les vomissements, les crampes, etc., ont commencé. Disons, en passant, qu'ils avaient caché, comme d'habitude, le symptôme diarrhéique au médecin des prisons dans la crainte d'être mis à la diète.

Les matières alvines sont plus ou moins épaisses au début, et ordinairement colorées. Mais lorsque la diarrhée ne précède que de quelques heures seulement l'invasion des autres symptômes, les matières sont très liquides, presque incolores et peu odorantes.

Pendant la diarrhée prodromique, il est rare que l'estomac éprouve quelque malaise prononcé avec un sentiment de plénitude. Il est plus rare encore que les personnes qui en sont atteintes sentent et comprennent la nécessité de s'abstenir de toute alimentation.

Il est aussi d'autres symptômes prodromiques sur lesquels on ne s'est peut-être pas suffisamment arrêté. Il arrive, en effet, que des personnes en apparence fortes et vigoureuses éprouvent tout à coup un frisson général avec un sentiment de plénitude à l'estomac et douleurs vives à l'épigastre ; elles se sentent faibles ; la station et la marche leur deviennent difficiles, si ce n'est impossibles ; un froid général et prolongé les gagne ; à quelque temps de là, si une abondante transpiration ne se déclare pas, et quelquefois aussi malgré cette transpiration, apparaissent les vomissements et les crampes précédés, ou suivis par des évacuations alvines fréquentes, et par tout le cortége redoutable du choléra confirmé.

Il est rare que pendant l'apparition des symptômes initiaux la physionomie change. Toutefois, chez les enfants, plus rarement chez les adultes, on voit quelques heures seulement de diarrhée donner lieu à un enfoncement considérable des yeux dans leurs orbites, avec une coloration bleuâtre des paupières assez prononcée. D'autres fois, au contraire, 6, 8, 15 jours même de diarrhée n'ont pas altéré le facies des malades, ce qui donne lieu à supposer, comme nous le verrons plus loin, qu'il existe en temps d'épidémie cholérique *deux sortes* de diarrhée.

Le pouls se maintient ordinairement calme et régulier, ni fort, ni faible. Mais la langue, rarement sèche, présente une teinte blanchâtre *nacrée*, caractéristique qui ne saurait être comparée, ni à la couleur de la langue dite saburrale, ni à la surface lisse et exsangue que l'on constate sur la langue des personnes anémiques.

La soif est cependant prononcée, et si les boissons sont prises en trop grande quantité à la fois, on l'excite davantage au lieu de l'apaiser.

La pression exercée sur différentes parties de l'abdomen ne produit à cette époque aucune douleur, le ventre conserve sa souplesse et son élasticité ordinaires.

§ III.

Symptômes d'invasion confirmée. — Si les prodromes ne peuvent être arrêtés ou combattus avec succès, les vomissements et les selles charriant des matières de plus en plus incolores et inodores se succèdent presque sans interruption. Les malades accusent une vive douleur à l'épigastre, et en général dans tout l'abdomen, qui se tend et devient sensible à la moindre pression. La lan-

gue toujours blanche et assez humectée devient un peu
froide.

Les yeux se cavent, la conjonctive s'injecte, le timbre
de la voix tend à se voiler ; le pouls faiblit et se ralentit,
une sueur froide commence à couvrir la surface cutanée.
De vives douleurs avec ou sans contractures (crampes)
sont accusées aux jambes, aux bras, et sur presque toutes les surfaces musculaires.

La soif est très vive, mais les malades rejettent les
boissons aussitôt leur arrivée dans l'estomac. Une in-
quiétude extrême les oblige à changer sans cesse de
place ; ils éprouvent une sensation de *brûlure interne*, in-
supportable, quoique à la surface du corps, les joues, le
menton et le nez surtout présentent un grand abaissement de température.

La sécrétion des urines diminue notablement, et l'on
en constate la suppression complète.

La maladie étant parvenue à ce degré, on observe parfois les évacuations alvines s'arrêter tout à coup, ainsi
que les vomissements dont la cessation précède même
celle des évacuations par en bas. On aurait tort de
croire qu'il y eût là amendement dans l'état des pauvres malades ; l'apparition des symptômes suivants ne
tarde pas à détruire cette illusion fugace.

§ IV.

Symptômes algides. — Si tout naturellement ou par
les heureux effets d'un traitement approprié, la marche
de la maladie n'est pas arrêtée, le pouls d'abord filiforme
finit par disparaître aux radiales ; les battements cardiaques sont lents, profonds, obtus. La peau perd son
élasticité ordinaire ; la sueur froide qui la recouvrait d'a-

bord, devient visqueuse; elle revêt une teinte rosée, claire dans certains cas, très foncée dans d'autres, et ce sont les plus rares en 1854, contrairement à ce qui avait été observé en 1835; cette teinte donne à la physionomie des malades, dont les joues se creusent, une expression toute particulière, tout à fait caractéristique. La température extérieure baisse de plus en plus, surtout à la face, aux extrémités et à la langue dont le contact fournit une sensation difficile à décrire ; on croirait toucher un glaçon. La respiration est pénible, stertoreuse, l'haleine glacée, et la voix complétement éteinte.

La cyanose étant plus ou moins complète, mais l'asphyxie fort avancée, les oreilles deviennent pendantes, les joues très injectées se convulsent, la face se grippe, et la vie s'éteint après quelques minutes d'amendement dans la plupart des symptômes, ainsi que cela s'observe dans presque toutes les maladies graves au moment d'une funeste terminaison. Il semble que la vie atteinte dans sa source absorbe à son détriment tout le principe primitivement disséminé sur les différents organes.

§ V.

Symptômes consécutifs ou de retour. — Quelle que soit néanmoins la gravité du mal, et alors même (trop rarement à la vérité) que les malades sont parvenus au dernier degré de l'algidité, on voit tous les symptômes précédemment indiqués s'amender simultanément ou successivement.

Le pouls reparaît, d'abord lent, filiforme et par intervalles ; la température est moins basse, et l'on constate une légère chaleur de la face et ensuite aux extrémités,

A ce moment une heureuse réaction paraît imminente ;
mais tandis que dans les précédentes épidémies, on a
eu dans ces cas à combattre des congestions redoutables,
nous avons observé en 1854 des réactions incomplètes,
hésitantes, affectant presque une forme intermittente ,
trop souvent suivie par une aggravation instantanée et
promptement mortelle. D'autres fois, heureusement, la
réaction, sans être forte et très prononcée, n'en est pas
moins franche, continue et durable. Alors la langue,
moins froide, se couvre d'une couche assez épaisse et
jaunâtre, les vomissements, s'ils avaient persisté (ce
qui n'arrive qu'exceptionnellement) cessent ; les évacuations alvines se colorent et reprennent un peu d'o-
deur. La sueur est moins abondante , moins visqueuse
et plus chaude ; elle se supprime même complétement ,
et les urines reparaissent, rares d'abord, et pour ainsi
dire goutte à goutte. La peau reprend un peu de son
élasticité normale. La voix revient, quoique faible encore
et enrouée ; la respiration est plus naturelle, plus large ;
la physionomie s'améliore , mais la teinte cyanique persiste encore, ainsi que l'injection de la conjonctive qu'on
ne voit disparaître parfois que lorsque la convalescence
est déjà fort avancée. On peut en dire autant des
crampes qui accompagnent les cas les plus graves ,
moins souvent peut-être que les plus légers et persistent,
quoique faibles, lorsque la convalescence est depuis
plusieurs jours bien établie. A cette époque les extrémités inférieures s'enflent et sont fréquemment atteintes
d'une grande débilité qui ne disparaît qu'avec le temps.
Les voies digestives se rétablissent avec lenteur ; un peu
de dégoût, d'inappétence persistent jusqu'au moment où
la langue se dépouille de son enveloppe jaunâtre pour
reprendre une teinte rosée normale.

Les évacuations continuent à être pendant quelque temps liquides ; mais les selles se moulent bientôt, et il ne reste d'autres traces de cette dangereuse maladie que quelques crampes vagues et fugaces (que nous avons vues persister pendant quelques semaines), l'injection de la conjonctive dont la résolution s'opère lentement, et la triste prédisposition du sujet à une deuxième, à une troisième atteinte du fléau.

§ VI.

Telle est la succession des symptômes cholériques dans l'ordre suivant lequel ils se sont ordinairement présentés à notre observation, soit à l'Hôtel-Dieu, soit en ville, pendant l'épidémie de 1854.

Nous tenons, toutefois, à répéter que ces symptômes ne se succèdent pas toujours avec la même régularité ; les exceptions, à cet égard, sont encore fréquentes. Ainsi, nous avons observé chez des individus, se refusant à tout traitement, la diarrhée persister 8, 10, 12 jours de suite, et s'arrêter sans autre accident, tandis que dans d'autres circonstances, quelques heures seulement de diarrhée sont promptement suivies de tous les symptômes cholériques les plus graves, malgré l'énergie des moyens employés dès le début pour l'arrêter. Ce fait a pu malheureusement être constaté à toutes les époques de l'épidémie, ce qui semblerait indiquer (et nous le répétons à dessein) qu'il y a deux sortes de diarrhée dont une est évidemment prodomique, tandis que l'autre peut n'être suivie d'aucun accident grave.

Il est d'ailleurs plusieurs circonstances qui modifient forcément l'ensemble symptomatique, telles que l'âge du sujet, la transformation de l'affection cholérique en

suette avec ou sans éruption miliaire, et sa dégéné-
rescence en fièvre typhoïde.

§ VII.

Les symptômes typhiques qui succèdent à l'atteinte
cholérique, donnent lieu à un état morbide tellement
commun aujourd'hui, que nous ne croyons pas devoir
nous y arrêter. Nous indiquerons, seulement en passant,
que ce n'est pas un état typhoïde franc, décidé, tel
qu'on l'observe dans l'entérite folliculeuse, que la forme
adynamique est plus fréquemment observée que l'ataxi-
que, et nous ajouterons que dans ces cas une funeste
terminaison a lieu d'ordinaire dès les premiers jours; si,
au contraire, les malades peuvent résister au début de
cet état, la guérison est assurée. La transformation du
choléra en suette s'opère lorsque la première de cès
affections en est encore à ses prodromes; alors les symptômes cholériques cessent soudainement, et sont rem-
placés par une réaction fébrile avec des sueurs excessives
accompagnées parfois, mais pas toujours, d'éruption miliaire. Lorsque l'éruption ne vient pas caractériser la
fièvre, on serait tenté de dire qu'il ne s'agit que d'une
atteinte cholérique avortée. Cependant la persistance de
l'état fébrile pendant quelques jours, et l'abondance
des sueurs permettent de donner dans les deux cas la
qualification que nous venons d'indiquer à cette transformation des premiers symptômes cholériques. Le fait
a été, du reste, observé dans toutes les épidémies, et
c'est à tort, selon nous, qu'on a cru y voir la coïncidence
d'un second fléau. Notons enfin que dans cette circonstance la suette, avec ou sans éruption, se termine heureusement. Nous n'avons eu connaissance que d'une
seule exception pendant le cours de l'épidémie

Quant à l'influence de l'âge sur l'évolution des symptômes cholériques, il est aisé de voir d'après le recensement général de la mortalité (1) que les enfants y entrent dans une large proportion.

Chez ces petits êtres, et plus particulièrement dans la première année de leur existence, l'affection cholérique a dû présenter un caractère tout particulier. Il est même permis de supposer que parfois ce caractère a pu être méconnu, et c'est peut-être là la cause principale des erreurs commises dans la qualification des décès, et que nous avons déjà signalées.

Quoi qu'il en soit, les symptômes cholériques affectent chez les enfants une marche qu'il est utile de préciser.

La diarrhée séreuse apparaît d'emblée, à part les cas où cette diarrhée prodromique est précédée par celle qu'on attribue généralement au travail de la dentition. Les vomissements sont plus rares, excepté pour les enfants à la mamelle, chez lesquels la régurgitation du lait est produite par une foule de circonstances que nous n'avons pas à énumérer.

L'abaissement de température arrive plus vite, ainsi que le grippement de la face, et l'enfoncement des yeux dans leurs orbites. Mais la cyanose n'est jamais complète, car la vie est éteinte dans son essence avant que ce phénomène, caractéristique chez l'adulte ait pu, être produit.

Les souffrances de ces pauvres petits êtres doivent être bien prononcées, si l'on en juge par leurs plaintes incessantes. Les mouvements qui agitent leurs membres sont probablement produits par les crampes ou contrac-

---

(1) Voy. les relevés statistiques de la 6e partie de ce travail.

tures musculaires. Mais souvent aussi, ce sont de vrais mouvements convulsifs qu'on observe chez eux, et que nous n'avons pas vus chez les adultes.

Les rechutes sont encore plus fréquentes chez les jeunes enfants qu'à un âge plus avancé. Ce qui revient à dire que chez eux les réactions faibles, incomplètes, en un mot, à forme intermittente, sont bien moins rares, et doivent motiver souvent un fâcheux pronostic.

§ VIII.

Nous ne terminerons pas ce chapitre sans ajouter qu'une première atteinte cholérique ne peut pas malheureusement servir d'immunité à l'avenir. Il est des individus qui comptent autant d'attaques qu'il y a eu d'épidémies à Marseille. Ainsi une domestique placée depuis 20 ans chez M. M.... greffier au tribunal de commerce, a eu trois atteintes graves, une 1re en 1835, une 2me en 1849, une 3me en 1854, et en est guérie.

Il en est aussi qui, après avoir pu surmonter une attaque de choléra au début de l'épidémie, ont succombé à une deuxième atteinte, après avoir recouvré, en apparence du moins, leur primitive santé; c'est ce qui est arrivé à une charitable sœur de l'Espérance.

Nous mentionnerons enfin une observation fort curieuse recueillie à l'hospice St-Pierre, et qui pourra, à côté de celles que nous avons publiées en 1852, témoigner une fois de plus en faveur du *pouvoir autocratique* de la nature. Une femme, jeune encore (25 ans), atteinte depuis quelque temps de stupidité, est prise par une violente attaque de choléra vers la fin juillet. Elle en guérit cependant, et du même coup se débarrasse de son affection mentale. Malheureusement cette seconde guérison n'a été que temporaire et, après une dizaine de jours de lucidité complète, cette jeune femme est retombée dans son état de stupidité habituelle.

CHAPITRE II.

Traitement.

Considérations générales. — Lorsqu'une maladie extrêmement grave, trop souvent mortelle, sévit sur un grand nombre d'individus à la fois et présente, quels que soient leur âge, leur sexe, leur tempérament, des symptômes identiques, et une marche à peu de chose près invariable, on est poussé, malgré soi, à la recherche d'un spécifique, et sans oublier que l'on a affaire à des *malades* plus encore qu'à des *maladies*, on espère toujours trouver un remède qui pourrait être fructueusement appliqué à tous les cas.

Il n'est donc pas étonnant que grand nombre de soi-disant spécifiques de toute nature viennent en des temps calamiteux inonder la plupart des officines, les sociétés de médecine, les conseils d'hygiène, les administrations de bienfaisance, etc; et ajoutons de suite, que si parfois la spéculation s'en mêle (de quoi ne se mêle-t-elle pas ?), souvent aussi de bonnes et louables intentions ont seules présidé aux recherches de cette nature.

En présence des ravages du fléau asiatique, et de l'i-
nanité de la plupart des moyens destinés à combattre
ce que nous avons appelé sa dernière étape, beaucoup
de praticiens ont courageusement frappé à toutes les
portes de la matière médicale, même à celle que l'on
regarde comme n'appartenant pas à l'Église orthodoxe.
Peut-être leur reprochera-t-on de vouloir faire de l'em-
pirisme sans même ajouter le correctif de rationnel.
Mais si l'on réfléchit quelque peu à ce que l'on fait lorsqu'on administre avec un succès assuré d'avance les préparations mercurielles et quiniques, on en conclura que
tout en faisant de la bonne médecine pratique, il n'est
pas toujours facile de se rendre compte du mode
d'action des médicaments, lorsqu'on ignore, avant tout,
la nature de la maladie. Que connaît-on, en effet, du
choléra? Sa physionomie ou en d'autres termes, son
évolution symptomatique. Mais quant au siége et à la
nature même de cette cruelle maladie, on n'est pas plus
avancé aujourd'hui, je suis fâché d'avoir à le constater,
qu'il y a vingt ans. Certes, je regrette cet aveu en présence des grands noms chers à la science qui nous ont
bâti à ce sujet des hypothèses plus ou moins vraisem-
blables. Mais en résumé, où les uns aperçoivent une
inflammation, les autres trouvent une débilité générale
descendue à ses dernières limites ; et si, d'un côté, on
cherche les lésions primitives dans une altération des
liquides, de l'autre on les place sur les grands centres
nerveux. Tous motivent à cet égard leurs opinions sur
d'excellentes raisons, et tous sont peut-être dans le
vrai avec cette condition cependant que ce qu'ils consi-
dèrent comme des lésions primitives ne sont encore que
desphénomènes secondaires dont la cause primordiale
restera, c'est à craindre, longtemps encore inconnue.

Nous avons assisté à quelques autopsies en 1854. Nous en avons fait nous-mêmes un plus grand nombre en 1849 ; nous avons analysé très attentivement les recherches anatomo-pathologiques publiées depuis 1832, y compris celles du consciencieux Écossais Mackintosh, si tôt enlevé à la science et à ses amis. Et s'il est permis de conclure de tout cela quelque chose de positif, c'est notre impuissance à nous rendre compte, dans l'espèce, des phénomènes vitaux par les lésions cadavériques. Aussi, ai-je négligé à dessein d'y consacrer un chapitre spécial dans ce travail. Et si je relate une autopsie avec quelques détails, c'est uniquement, je le dis d'avance, dans le but d'affranchir les médicaments employés de tout reproche d'intoxication.

Que l'on ne me suppose pas, toutefois, l'intention de blâmer ceux qui se livrent ou voudront se livrer encore à des recherches de cette nature. Je souhaite seulement que leurs courageux efforts soient récompensés par une moisson abondante, et surtout plus utile que celle recueillie jusqu'à présent.

Cela dit, et jusqu'à plus ample informé, les médecins ne peuvent baser le traitement du choléra que sur l'ancien précepte *a juvantibus et lædentibus*, jusqu'à ce qu'il plaise à Dieu d'inspirer le moyen de mieux faire.

Pour le choléra, comme pour toute autre maladie, les soins médicaux que l'on est appelé à donner, diffèrent nécessairement d'après le degré de mal et la période à laquelle il est parvenu dans son évolution. Il peut y avoir néanmoins quelques exigences de plus en temps d'épidémie, et l'homme de l'art est souvent interpellé par une question fort embarrassante posée à peu près en ces termes : Que faut-il faire pour éviter les atteintes du fléau ? D'un autre côté, si, à la suite de la plupart des maladies , la convalescence peut , sans inconvénients graves , être abandonnée aux soins affectueux de la famille ou à ceux plus ou moins intelligents des entours , il n'en est pas de même pour les convalescents du choléra. Ici les rechutes sont faciles et presque toujours mortelles ; une active surveillance du médecin peut seule consolider une guérison péniblement obtenue.

Nous examinerons ces diverses phases du traitement.

§ I.

Soins hygiéniques et préventifs. — Toute atteinte cholérique débutant ordinairement par un dérangement diarrhéique, l'hygiène la plus élémentaire prescrit de s'abstenir de tout ce qui peut occasionner une mauvaise digestion ou la rendre difficile. Mais, par cela même, il ne convient à personne de changer complétement de régime et de remplacer une nourriture habituelle par une alimentation exceptionnelle. Agir ainsi, c'est vouloir aller à l'encontre des dangers que l'on désire éviter ; c'est exposer des tempéraments irritables à racheter plus tard par une longue diète lactée des excès commis sans plaisir comme sans nécessité.

En temps d'épidémie cholérique, le régime doit être *modifié* sans le changer complétement. Ainsi, à un usage modéré de la viande rôtie , il faut ajouter celui des légumes frais et de quelques fruits cuits , ou à pulpe molle et parvenus à complète maturité.

Les personnes habituées à prendre du thé et du café peuvent en continuer l'usage. Mais on ne saurait impunément en abuser ; surtout si on leur associe des liqueurs plus ou moins fortes, si fâcheusement considérées comme des préservatifs de la maladie. On ne pourrait réellement trop s'élever contre l'idée aussi fausse que généralement répandue sur la nécessité d'une nourriture forte et ultra-tonique. Nous ne comprenons pas l'utilité que peuvent en retirer les constitutions vigoureuses, et nous connaissons le mal que cela peut faire aux tempéraments faibles.

En résumé, le régime doit être individuellement tracé aux personnes d'après leur âge, leurs habitudes et leurs tempéraments, sans oublier la profession ou le genre de travail auquel elles sont journellement tenues.

Nous avons déjà parlé ailleurs des mesures générales hygiéniques applicables collectivement à plusieurs individus à la fois. Nous n'y reviendrons pas, mais une question sérieuse se présente et nous osons l'aborder avec bonne foi et sans parti pris.

Evidemment, toutes les règles de la meilleure hygiène, très scrupuleusement suivies, n'empêchent pas le choléra de frapper sur de nombreuses victimes, et l'observation apprend que les plus prudents et les plus sobres ne sont pas toujours le mieux épargnés. Cela n'est pas précisément la négation de l'heureuse influence de l'hygiène; mais le fait en signale l'insuffisance. En dehors de sages règles hygiéniques, la médecine rationnelle n'ayant pas d'autres préservatifs à proposer (1) le public paraît avoir le droit de se tourner vers les médecins que nous appellerons schismatiques et qui ne craignent pas d'offrir des modificateurs de l'influence épidémique.

(1) Sauf à imiter un pharmacien de province qui a écrit sur la porte de son officine, en fuyant aux approches de l'épidémie : *seul remède infaillible contre le choléra !*

Au point de vue homœopathique, pareille promesse n'a rien d'outrecuidant. Si, en effet, les disciples de Hahneman ont l'intime conviction que l'ellébore blanc et le cuivre (*veratrum et cuprum*) sont les deux spécifiques par excellence, à l'aide desquels on peut combattre et vaincre le choléra, il est évident pour eux que ces mêmes substances, administrées avec mesure et prudence, pourront jusqu'à un certain point, et dans de justes limites, neutraliser les effets délétères de l'influence cholérique.

Je dis jusqu'à un certain point et dans de justes limites, car nous ne saurions être plus sévère et plus exigeant pour eux qu'ils ne doivent l'être pour nous, lorsque nous présentons le mercure et le quinquina comme d'excellents spécifiques contre la périodicité et la syphilis.

Au dire des homœopathes, les préservatifs sus-indiqués auraient donné d'excellents résultats à Saint-Pétersbourg, à Vienne, et en général dans toute l'Allemagne. Cela peut être. Ne pouvant toutefois vérifier rétrospectivement les faits avancés par des médecins dont je ne me crois pas le droit de suspecter la véracité, j'ai tenu à m'éclairer directement sur cet important sujet, et voici l'enquête à laquelle je me suis livré :

A. Sur 22 familles composées d'adultes et d'enfants, soumises à l'usage régulier des préservatifs homœopathiques depuis le 8 juillet jusqu'au 31 août, et présentant une réunion de 96 individus, il y a eu deux cas de choléra algide suivis de mort, et quinze affections diarrhéiques légères. Parmi ces vingt-deux familles, six ont habité la banlieue pendant tout le temps de l'épidémie, et il est à remarquer que l'un des décès a eu lieu précisément hors la ville, au quartier du Rouet.

B. Les employés du canal, quelques-uns des ponts et chaussées et ceux de la cité ouvrière présentant un effectif de 64 individus, ont fait usage des préservatifs ; aucun d'eux n'a été atteint du choléra à quelque degré que ce soit.

C. A l'établissement du Refuge, renfermant 360 pensionnaires, une sœur a été atteinte de choléra grave vers la fin juin. Dès le lendemain, M. Chargé, médecin de l'établissement, a soumis toute la maison à l'usage des préservatifs, et il n'y a plus eu aucun cas de choléra ni de cholérine un peu grave.

En réunissant ces trois relevés on arrive à conclure que sur 520 individus soumis régulièrement à l'usage des préservatifs Hahnemanniens, deux seulement ont été atteints du choléra.

Ce résultat de prime abord est assez satisfaisant ; il l'est même d'autant plus qu'en 1849, ce même établissement du Refuge avait été fort maltraité par l'épidémie.

Voici, toutefois, la contre-partie de l'enquête :

A. Au couvent du Saint-Nom-de-Jésus, renfermant 250 personnes, il y a eu un seul cas de choléra grave avec cyanose suivi de guérison (Dr Ulo).

B. Au couvent de la Visitation, ayant 80 pensionnaires, il y a eu encore un seul cas de choléra grave (Dr Ulo).

C. Dans la maison des Orphelines, renfermant une population de cent cinquante-une personnes, il y a eu quelques diarrhées sans gravité, et pas un seul cas de choléra confirmé (Dr Girard).

D. Dans la maison des Orphelins, renfermant une population de cent personnes, il y a eu très peu de diarrhées et pas un seul cas de choléra (Dr Seux).

Total : 581 individus parmi lesquels on n'a observé que deux cas de choléra confirmé, quoique aucun d'eux n'ait été soumis à l'usage des préservatifs homœopathiques.

Il ressort du parallèle que l'on peut établir entre ces deux ordres de faits que là où de bonnes règles hygiéniques sont soigneusement observées, le résultat est le même, abstraction faite de tous les préservatifs. Tout ce qu'on peut ajouter d'après quelques faits particuliers dont nous avons été témoin, c'est que chez les personnes timorées, habituellement en proie à des terreurs incessantes, incompatibles avec le moindre repos, l'usage des préservatifs a pu produire de bons effets, en restituant au moral un peu de cette force dont on a plus que jamais besoin en des temps calamiteux.

§ II.

Soins abortifs et prodromiques. — Toute affection diarrhéique en temps d'épidémie ne dégénère pas forcément en choléra. Cette fâcheuse succession ayant lieu néanmoins 9 fois sur 10, lorsque rien ne s'oppose à son évolution, il est urgent d'arrêter, le plus promptement possible, un symptôme léger, en apparence, mais qui peut, à court intervalle, être suivi par d'autres plus graves.

Beaucoup de moyens médicinaux réussissent lorsqu'on prescrit en même temps une diète rigoureuse, un repos complet au lit, des boissons plus ou moins diaphorétiques (1) et des demi-lavements amylacés ou très-légèrement laudanisés.

(1) Parmi les nombreuses tisanes dont on fait usage en pareil cas, nous recommandons la suivante qui a donné de très-bons

Je vais transcrire avec quelques détails ceux qui m'ont paru les plus efficaces, et d'un succès plus constant. Toutefois, je me hâte de le déclarer, aucun diagnostic différencié ne pouvant nous faire distinguer dans l'état actuel de la science les diarrhées vraiment prodromiques de celles qui ne le sont pas, et d'ailleurs chaque individu étant doué d'une idiosyncrasie particulière (ce qu'on oublie trop souvent), on ne saurait espérer de réussir toujours, et auprès de tous les malades avec la même médication. Je ne me suis donc jamais obstiné à suivre quand même une route primitivement tracée, et j'en ai changé toutes les fois qu'une observation attentive m'en a indiqué l'utilité : 1° chez les jeunes enfants, ceux surtout qui sont tourmentés déjà par la dentition ont payé un si large tribut à l'épidémie régnante, la teinture de camomille a produit d'excellents résultats. Dans ces cas je l'ai administrée à la dose de deux gouttes dans une petite cuillerée d'eau sucrée, à renouveler chaque 6, 8 ou 10 heures, selon les circonstances. Pour les enfants plus avancés en âge, la même dose a été nécessairement administrée plus souvent, c'est-à-dire chaque 3, 4 ou 5 heures, selon la gravité et la persistance de la diarrhée.

Le même moyen m'a réussi encore, mais plus rarement, chez les adultes. J'ai alors porté la dose à 4, 5 ou 6 gouttes administrées toujours dans une petite cuil-

résultats à Marseille, comme elle en avait déjà donné à Montpellier, et surtout à Avignon, sur les indications du docteur Sévarin. Pour un litre d'eau, prenez 60 grammes de gomme arabique pulvérisée et une tête de pavot; faites bouillir pendant un quart d'heure, passez à travers un linge et ajoutez le jus de deux citrons avec quantité suffisante de sucre.

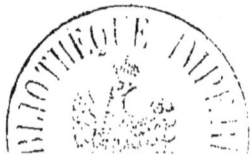

7

lerée d'eau froide, et à des intervalles plus ou moins éloignés suivant l'effet produit.

2° Si la diarrhée persiste plus de 24 heures et ne cède pas à la diète, au repos au lit, aux demi-lavements et à l'emploi de la camomille, nous avons recours à la teinture d'ellébore blanc administrée de la même manière, et aux mêmes doses que celle de camomille ; je ne crains pas d'affirmer que cette préparation m'a réussi dans un grand nombre de cas. Elle ne réussit pourtant pas toujours ; nous prescrivons alors, pour les tempéraments faibles ou nerveux des granules composés avec 5 centigrammes de lactate de fer, associé à un centigramme d'extrait thébaïque. Pour les tempéraments forts ou sanguins, nous préférons la poudre d'ipéca à doses fractionnées, soit de dix à trente milligrammes par fois.

Ces dernières préparations doivent être administrées de trois en trois heures, et plus souvent s'il le faut, jusqu'à cessation de la diarrhée. Nous ferons seulement observer que pour ce qui concerne plus particulièrement l'usage de l'ipéca, nous nous contentons d'obtenir de ce médicament un effet dynamique, et nous évitons autant que possible d'en pousser les doses jusqu'à effet vomitif.

3° Nous avons déjà dit précédemment que l'atteinte cholérique ne débute pas toujours par la diarrhée, et nous avons signalé ailleurs d'autres prodromes, tels que affaissement général, frissons fréquents, douleur vive à l'épigastre, etc., etc. En ce cas, au lieu de gorger les malades de boissons chaudes, surchargées de rhum, eau de menthe ou de cannelle, et autres liquides de cette nature, j'ai prescrit deux gouttes d'esprit de camphre dans une cuillerée d'eau froide, à répéter chaque dix ou vingt minutes jusqu'à l'apparition d'une abondante transpiration , avec une réaction convenable. L'état du pouls doit, du reste, servir ici de guide, car nous avons dit déjà que, malgré la transpiration , les symptômes cholériques ne cessent pas toujours de progresser.

L'esprit de camphre a été encore administré par quelques praticiens (1) au début de la diarrhée lorsque elle est accompagnée par un refroidissement général , et il est même à ma connaissance qu'on en a obtenu de bons résultats. Je ne saurais donc trop recommander l'usage de cette préparation à laquelle je reconnais beaucoup d'avantages et aucun inconvénient.

§ III.

Soins curatifs du choléra confirmé. — Lorsque les symptômes prodromiques ne peuvent être arrêtés, ou lorsque dans quelques cas, fort rares heureusement, les symptômes caractéristiques du choléra se déclarent d'emblée, nous avons eu encore recours: 1° à l'ipéca, à la dose de 5 centigrammes, répétés à des intervalles plus ou moins rapprochés, soit chaque quart d'heure, et moins encore, selon les circonstances ; 2° à des frictions prolongées pratiquées le long de la colonne vertébrale et sur les membres, s'ils sont atteints de crampes, avec un mélange à parties égales d'essence de térébenthine et d'huile d'amandes douces; 3° à la glace presque toujours, et parfois à la limonade gazeuse, le tout par petites quantités à la fois.

D'ordinaire, dès les premières doses d'ipéca, les vomissements cessent et, en continuant le remède, la réaction peut survenir. Voyant, toutefois, que cet heureux

---

(1) Notamment par M. le docteur Fraissinet.

résultat n'était pas aussi fréquent qu'il fallait, j'eus l'idée de recourir à l'usage du soufre, et je me fais un devoir de justifier cet essai qui ne pouvait, du reste, être dangereux.

Ayant remarqué dans la salle des consignés (Hôtel-Dieu) et dans la clientèle civile que quelques individus soumis à un traitement anti-dartreux par l'emploi de l'hydrate de soufre — préparation des plus actives — ne ressentaient aucunement l'influence épidémique, et paraissaient jouir d'une immunité prolongée, j'eus un moment l'espoir, je l'avoue, d'avoir été favorisé par un hasard providentiel. Cette illusion — c'en était une — pouvait d'ailleurs être encouragée par des publications antérieures, celle entre autres du docteur Lorié, en 1849 (1).

J'ai conséquemment administré l'hydrate de soufre par prises de 10 centigrammes de demi-heure en demi-heure jusqu'à réaction complète. Si parfois des vomissements incessants ne permettaient pas à cette préparation de séjourner dans l'estomac, je commençais par les arrêter à l'aide de l'ipéca, et l'on revenait ensuite au soufre, dont quelques malades ont absorbé jusqu'à 3 grammes dans les 24 heures.

L'action de ce médicament n'a jamais été nuisible, mais je dois ajouter qu'elle ne m'a point paru non plus d'un grand secours ni avant, ni pendant l'algidité. Sans doute, on obtient quelque réaction chez la plupart des malades, mais cette réaction est de courte durée, et la terminaison n'en est pas moins funeste ; du moins la guérison est rare à tel point, qu'il est permis de se demander si

(1) *Journal des connaissances médico-chirurgicales, octobre* 1849.

c'est réellement là le résultat du traitement, ou l'heureux effet de la résistance vitale du malade.

Nous en étions à ce doute peu satisfaisant, lorsque, par ses importants essais, M. le Dr Abeille a, je ne dirai pas inventé, mais assurément vulgarisé l'usage du sulfate de strychnine. La prodigieuse activité du médicament et l'incontestable savoir du praticien, sous les auspices duquel cette médication était présentée, devaient nous encourager à l'application de ce nouveau secours thérapeutique.

J'en ai d'abord limité l'emploi à 6 cas de choléra très grave, parvenu déjà à sa dernière période, et voici les résultats obtenus : 6 malades, 4 guérisons et 2 décès. Dans les guérisons, on compte une jeune femme de 28 ans, un jeune homme de 21 ans, et 2 enfants, un de 8 et l'autre de 10 ans. Dans les décès, il y a une femme de 32 ans, et un jeune homme de 30 ans (1).

Chacun de ces malades a pris de 15 à 30 milligrammes de strychnine, selon la méthode Abeille, dans les 24 heures. Chez deux seulement, nous avons eu à combattre par une application de sangsues une réaction trop forte accompagnée de congestions céphaliques. La guérison ou le décès a eu lieu du 2e au 3e jour. A la rigueur le mot guérison n'est pas bien juste ; il vaudrait mieux dire, entrée en convalescence.

Encouragé par ces résultats, j'ai essayé du même médicament à plus faibles doses dans d'autres cas moins

(1) M. le docteur Rolland a eu l'occasion d'employer 4 fois ce même médicament. Un malade a succombé avant d'avoir pu prendre un centigramme de strychnine ; un second n'a éprouvé aucune amélioration ; chez les deux autres la guérison a été obtenue à la suite de cette médication. Tous les cas étaient très graves.

graves, au nombre de 4 ; et chez aucun de ces malades le succès n'avait paru douteux. Nous avions donc quelque sujet de nous applaudir de cette tentative, lorsque un nouveau malade atteint de choléra confirmé et apporté à l'Hôtel-Dieu le 21 août est venu contrecarrer les espérances primitivement conçues. Et ce n'est pas sans intention que je vais transcrire en entier cette observation telle qu'elle a été recueillie par M. L. Surdun, interne de service (1).

Observation. — « Feagu Jacques, forgeron, âgé de 22
« ans. Enfermé au violon dans la soirée du 20 août,
« Feagu avait déjà eu dans la journée une selle diar-
« rhéique, mais ce n'est que dans la nuit du 20 au 21
« que la diarrhée s'est déclarée avec intensité. De fré-
« quentes éructations suivies d'envie• de vomir ; un
« malaise général.

« Apporté à l'Hôtel-Dieu le 21 août, et couché au
« N° 1 de la salle des consignés, le malade présente les
« symptômes suivants : facies hippocratique, commen-
« cement de cyanose, pouls très faible et lent, soif ar-
« dente, prostration complète, aphonie marquée, gêne
« de la respiration, abdomen tendu et concave, pas trop
« douloureux, extrémités froides, langue humide, vis-
« queuse et froide, sueur générale, froide et visqueuse,
« ou, pour mieux dire, poisseuse.

« Dans l'espace d'une heure, le malade avait vomi six
« fois des matières très liquides, verdâtres et sans odeur
« marquée, les selles étaient involontaires.

« En l'absence du chirurgien en chef, et conformé-

(1) Nous devons une mention honorable à cet élève aussi intelligent qu'instruit et dont le zèle et le dévouement ont été constamment à la hauteur des fonctions qui lui étaient confiées.

« ment à ses instructions, je fais administrer à l'inté-
« rieur 10 milligrammes de sulfate de strychnine dans 60
« grammes de sirop de gomme, à prendre par cuillerées
« à bouche d'heure en heure; puis des lavements ami-
« donnés, laudanisés, glace comme boisson.

« 3 heures après, amélioration notable; le pouls s'est
« un peu relevé, la chaleur revient, le malade parle avec
« un peu plus de facilité.

« Cependant, l'oppression thoracique persiste; quel-
« ques sinapismes sont placés à la base des poumons,
« et promenés alternativement le long des extrémités
« inférieures. L'oppression ne cédant pas, on applique
« un large vésicatoire derrière les épaules.

« Au bout de quelques heures, les évacuations ces-
« sent; l'aphonie tend à disparaître; le malade se plaint
« de quelques douleurs occasionnées par les sinapismes,
« et même déjà par le vésicatoire. Le pouls est régulier;
« la chaleur et la transpiration de bonne nature; vers
« le soir, le malade urine, ce qui ne lui était pas arrivé
« depuis plus de 20 heures.

« Le lendemain matin, à la visite de M. Pirondy,
« l'état de Feagu est loin d'être aussi satisfaisant que
« la veille. Le pouls a de nouveau baissé; toute la
« surface du corps se refroidit; les selles et les vomis-
« sements recommencent; de tous les symptômes de
« réaction, il n'y a que la voix qui se maintient. Le ma-
« lade accuse, en outre, une soif intolérable.

« M. Pirondy fait renouveler la potion de strychnine
« à la même dose que la veille, permet quelques cuille-
« rées de limonade gazeuse à la glace, et prescrit sé-
« vèrement toute espèce d'alimentation, malgré les
« vives instances de Feagu qui accuse une faim dévo-
« rante.

« Cette faim factice, souvent observée dans le cours
« de l'épidémie, fait porter un pronostic peu favorable
« par le chef de service. Et en effet, à la visite du soir, le
« malade a complètement rechuté. Le vésicatoire qui avait
« fourni assez abondamment le matin, ne sécrète plus;
« le pouls baisse de plus en plus, l'oppression augmente,
« la période d'asphyxie est commencée.

« On pratique sans succès des frictions térébenthi-
« nées sur le trajet de la colonne vertébrale, et des
« frictions avec l'eau sinapisée sur les extrémités infé-
« rieures. La cyanose est complète à 7 heures du soir,
« et Feagu a succombé à 8, conservant toute son in-
« telligence. Il s'est éteint sans agitation, et sans avoir
« éprouvé la moindre contracture musculaire. »

Autopsie 14 *heures après la mort.* — « Conservation de
« la transparence de la cornée, dilatation marquée de
« la pupille, cercle violacé et brunâtre autour des orbi-
« tes, la cyanose a fait place à une coloration livide; en
« retournant le cadavre, dégagement par l'anus d'une
« très grande quantité de gaz. Les artères sont vides,
« les veines remplies de caillots filamenteux et grêles.
« Adhérents des poumons aux côtes, et au diaphragme
« les poumons sont remplis de sang noir, surtout à leur
« base ; on trouve des caillots dans les ramifications des
« veines pulmonaires, et on peut les suivre jusque dans
« les oreillettes. Celles-ci, la droite surtout, et les ven-
« tricules sont gorgées de caillots sanguins. Les veines
« caves inférieure et supérieure sont également gar-
« nies de caillots qui se continuent jusque dans la veine
« porte, distendue elle aussi par une énorme quantité
« de sang noir et épais. Aspect verdâtre des intestins,
« exsudation biliaire très remarquable, la vésicule elle-
« même hypertrophiée. La liqueur biliaire épaisse, très

« gluante, et d'un vert noirâtre. L'exsudation est telle
« que les parties du péritoine, du pylore, du duodénum,
« de l'arc du colon transverse, des parois de l'abdomen,
« et même de la face intérieure du muscle droit corres-
« pondant à la vésicule sont teintes de la couleur biliaire.
« L'estomac presque vide avec exsudation mucoso-pu-
« rulente assez abondante. Le pancréas paraît très vo-
» lumineux, le grand épiploon est injecté de sang noir ;
« le foie gorgé de sang caillebotté, est couleur lie de vin.
« L'intestin ouvert dans toute sa longueur ne présente
« rien de remarquable ; seulement le duodenum est rem-
« pli de matières jaunes verdâtres. Les glandes de Peyer
« sont intactes ; très léger épanchement de sérosité
« sanguinolente entre la dure-mère, et les circonvolu-
« tions du cerveau. »

En présence de ce fait si complétement malheureux, et
tout en ne pouvant pas nous rendre compte d'un insuccès
au moment où l'on croyait avoir un succès de plus à enregistrer, j'ai été un peu moins porté, je l'avoue, vers le sulfate de strychnine, auquel, cependant, je ne saurais renoncer complétement sans une plus ample expérimentation.

Vers la même époque à laquelle le malade dont je
viens de rapporter l'observation entrait à l'hôpital,
ayant eu à soigner 2 cas de choléra très graves chez
M. le commandant B.... rue Paradis, 77, je n'osai pres-
crire de nouveau le sulfate de strychnine, et enhardi par
les résultats obtenus déjà dans des circonstances moins
graves, j'ai eu recours à la teinture mère d'ellébore
blanc. Je n'ai pas eu lieu à regretter cet essai, car si
pour un de ces malades on voulait attribuer le résultat
obtenu aux frictions avec l'huile térébenthinée qui
ont été simultanément pratiquées, on conviendra, après
la lecture des observations, que la guérison de l'autre

semble devoir être exclusivement attribuée à l'ellébore blanc.

Voici ces observations :

No 1. — Marie Buissan, 32 ans, constitution délicate, tempérament nerveux. Tourmentée par une forte diarrhée depuis 8 jours, cette femme se contente de boire de l'eau de riz, et cache son indisposition dans la crainte de ne pas faire un voyage à Paris pour lequel elle est engagée.

Le dimanche matin, 6 août, elle part pour Sainte-Marthe (1), et c'est en se promenant dans une campagne qu'elle est prise par de violents vomissements, avec diarrhée incessante, et faiblesse générale jusqu'à la défaillance. On ne peut trouver une voiture pour ramener la malade en ville que vers les 9 heures du soir, et ce n'est qu'à 10 heures que je suis mandé auprès d'elle.

L'atteinte cholérique a dû marcher rapidement, car je trouve la malade dans l'état suivant : pouls filiforme, langue, face et extrémités glacées, voix éteinte, peau dépourvue d'élasticité, cyanose déjà prononcée, vomissements et selles très fréquents, riziformes, crampes continuelles et extrêmement douloureuses.

Je prescris trois gouttes de teinture d'ellébore blanc dans une cuillerée d'eau froide, à répéter chaque trois heures au plus souvent ; s'il n'y a pas quelque amendement dans l'état de la malade, quelques petits morceaux de glace de temps à autre dans la bouche.

Deux infirmiers que l'on a fait venir de l'hôpital militaire, sont chargés de pratiquer des frictions sèches sur les extrémités que l'on entoure ensuite de couvertures de laine.

(1) Petit village à une lieue de Marseille.

Le lundi 6, à 7 heures du matin, tous les symptômes paraissent s'être aggravés; la peau est presque noire, plus de pouls aux radiales, ni aux temporales, battements cardiaques obscurs. La malade reçoit les derniers sacrements de l'Eglise.

Prescript. : trois gouttes de veratrum chaque heure ; frictions le long de la colonne vertébrale avec l'huile térébenthinée. Même jour, à 11 heures du matin, le pouls reparaît aux radiales ; la respiration est moins oppressée, la voix toujours éteinte ; les vomissements sont rares mais les selles involontaires très fréquentes. Même prescription. Je recommande, en outre, de changer fréquemment les linges et la couverture qui entourent la malade.

A 4 heures du soir, même état, même prescription. Mais à neuf heures, le pouls se relève davantage. La chaleur reparaît aux extrémités, la parole est moins difficile, les selles plus rares, point de vomissements.

Prescrip. : deux gouttes de teinture chaque trois heures, frictions térébenthinées et quelques gorgées de limonade et glace. Mardi 8, à neuf heures du matin, amélioration générale ; les urines qui étaient complétement supprimées reviennent par gouttes. Même prescription.

A 4 heures du soir, la diarrhée a reparu, mais bilieuse et odorante ; encore quelques vomissements.

Teinture d'ellébore chaque deux heures, et par deux gouttes seulement à la fois.

Mercredi 9, amélioration de plus en plus prononcée ;

Samedi 12, Marie Buissan est en pleine convalescence.

N° 2 — P. B., âgé de 2 ans et demi, forte constitution, bon tempérament, est atteint de diarrhée prodromique, le lundi 7 août et, quelques heures se sont à peine écoulées, que ce premier symptôme est suivi par tous ceux du choléra confirmé grave.

Je prescris uniquement la teinture d'ellébore blanc, à la dose de deux gouttes chaque trois heures.

Point d'amélioration pendant toute la journée dn lundi, la cyanose paraît même faire des progrès; refroidissement complet de la face et des extrémités; même prescription.

Mardi 8, tous les symptômes s'amendent: deux gouttes de teinture chaque quatre heures. Mercredi 9, réapparition de la diarrhée et des vomissements, nouvel abaissement de température, aggravation générale : teinture d'ellébore chaque deux heures ; 10 et 11, amélioration soutenue : samedi, entrée en convalescence. Mais chez cet enfant il a fallu continuer l'usage de l'ellébore à doses de plus en plus éloignées. Dès qu'on en cessait l'emploi, la diarrhée reparaissait.

Je pourrais relater quelques autres faits de ce genre : les deux qui précèdent me semblent suffire pour indiquer la manière dont la teinture d'ellébore a été administrée ; je me hâte toutefois de le dire : qu'on ne se figure pas trouver dans cette préparation la panacée tant désirée. Ayant voulu l'administrer exclusivement à 5 cholériques très graves reçus à l'Hôtel-Dieu pendant la recrudescence de l'épidémie, c'est-à-dire du 23 au 30 septembre , trois ont succombé, deux seulement sont guéris. A la vérité , parmi les trois premiers, il en est un chez lequel le traitement a été incomplet, irrégulier, pour ainsi dire nul ; mais il reste toujours la proportion trop commune de deux sur quatre pour les cas très graves et malheureusement ce n'est qu'à ceux-là qu'on a affaire dans les hôpitaux.

En résumé, l'ipéca, l'esprit de camphre, le sulfate de strychnine et les teintures-mères de camomille et d'ellé-

bore, parfois aussi mais rarement les narcotiques seuls
ou associés aux ferrugineux, voilà les moyens médicinaux
qui nous ont paru offrir les meilleurs résultats dans le
traitement de l'épidémie cholérique de 1854. Comme
moyens adjuvants fort utiles, il faut ajouter à ceux qui
précèdent les frictions avec l'huile térébenthinée, les
ventouses sèches ou scarifiées et les vésicatoires à la
base du thorax, ou entre les deux épaules.

L'atteinte cholérique se transforme-t-elle en suette
simple, des soins ordinaires suffisent comme dans toute
fièvre éruptive. Y a-t-il, au contraire, état typhoïde
bien prononcé, nous ne saurions trop recommander l'u-
sage de la quinine, si l'on a affaire à des tempéraments
vigoureux, ou celui de l'extrait de quina, s'il s'agit de
soutenir des constitutions faibles ou atténuées. Cette
dernière préparation a plus particulièrement réussi entre
les mains de notre honorable collègue M. Sue. Mais,
encore une fois, ne craignons pas d'avouer que si plusieurs moyens thérapeutiques paraissent exercer une
heureuse influence sur l'organisme lorsqu'il n'est atteint
qu'à un faible degré par le fléau asiatique, tous, sans
exception aucune, paraissent insuffisants *lorsque l'algidité
est prononcée.*

Que ce soit par défaut d'absorption, comme le veulent
MM. Vernois et Duchaussoy; que ce soit parce que la
vitalité organique est trop profondément frappée dans
son essence, par une intoxication dont l'instantanéité
d'action dépasse celle de tous les agents les plus délétères, et ne comporte aucune neutralisation par quelque
force thérapeutique que ce soit, nous ne sommes pas
en mesure de décider une question de ce genre.

Limitons-nous à constater un fait, peu consolant sans
doute, mais que tous les hommes de bonne foi doivent

avouer, quelle que soit l'école à laquelle ils appartiennent, et quels que soient le système ou le drapeau sous lequel ils militent. Que l'on dise que par tels médicaments, par tels soins, par telles précautions on parvient neuf fois sur dix à arrêter l'évolution cholérique à ses premiers degrés, je ne me refuserai pas à le croire, quoique mon observation personnelle ne me permette pas, à mon grand regret, de constater un pareil résultat. Mais dans tout recensement consciencieusement fait, il faudra toujours classer dans une catégorie à part les cas de choléra très graves parvenus promptement à l'algidité. Les comprendre dans les succès ordinaires serait faire suspecter ceux-là même qu'on doit considérer comme très légitimes.

§ IV.

Soins de convalescence. — Si pour toute autre maladie il est peut-être permis d'abandonner la convalescence des malades aux soins des assistants, il n'en est pas de même, nous l'avons déjà dit, lorsqu'il s'agit de veiller aux suites d'une atteinte cholérique. Les rechutes sont graves, le plus souvent mortelles, et l'expérience a dû malheureusement apprendre que des malades que l'on pouvait espérer avoir laissés la veille en pleine convalescence, soit à l'hôpital, soit en ville, ont été trouvés morts ou mourants à la visite du lendemain. On ne saurait donc accorder une surveillance trop active et des soins trop minutieux à tous les convalescents cholériques. La nourriture, les boissons, les couvertures et autres objets de literie, la température de l'appartement, un fréquent renouvellement de l'air, tout doit devenir l'objet d'un minutieux et incessant examen. Il faut surtout se méfier du besoin impérieux de manger, que certains malades accusent. En général, c'est là un mauvais signe qui doit faire craindre une rechute. Et une rechute est inévitable si l'on satisfait à ce besoin, qui est en pareil cas factice.

Les aliments ne doivent être accordés avec un peu de facilité que lorsque la langue se dépouille de cet enduit jaunâtre que nous avons déjà signalé. C'est alors seulement que l'intestin paraît reconquérir la régularité de ses fonctions. De temps à autre, il réapparaît, à la vérité, un peu de diarrhée, mais on la combat aisément par les soins ordinaires, et, en tout cas, par les mêmes moyens que l'on emploie contre la diarrhée prodromique.

Du reste, soit effet d'une modification survenue dans la nature même de la maladie, soit (ce qui est plus probable) que les traitements employés aujourd'hui soient moins incendiaires que ceux auxquels on avait recours aux premières épidémies, il a été déjà reconnu en 1849, et encore mieux avéré en 1854, que l'atteinte cholérique laisse aujourd'hui à sa suite moins de délabrement d'estomac que par le passé. Nous n'avons pas vu de convalescents qu'il ait fallu laisser pendant quinze ou vingt jours à l'usage exclusif de l'eau de poulet.

Quant à l'enflure des jambes, à l'injection de la conjonctive et surtout aux crampes plus ou moins vives et douloureuses que nous avons vues persister pendant un mois après la guérison la mieux établie, le temps se charge d'éliminer petit à petit tous ces symptômes dits de retour, sans qu'on ait besoin de recourir pour cela à une médication particulière.

CINQUIÈME PARTIE.

Mesures préventives et prophylactiques.

CHAPITRE PREMIER.

MESURES ADMINISTRATIVES (1).

§ I.

On a dit avec raison qu'il ne suffit pas de parer aux
éventualités critiques lorsqu'elles existent, mais qu'il
vaut mieux les prévenir lorsqu'on le peut.

---

(1) Je ne vise pas à donner un récit complet de tous les actes
administratifs accomplis pendant la période épidémique : ce serait
trop nous écarter du sujet principal. Ceux que je rappellerai suf-
firont à prouver que, de tous côtés, chacun s'est acquitté de sa
tâche. Je suivrai d'ailleurs dans leur énumération l'ordre chrono-
logique.

Le précepte est très sage, sans doute ; et, en médecine plus qu'ailleurs peut-être, on peut acquérir chaque jour la conviction qu'il est plus aisé de prévenir le mal par de sages conseils mis en pratique à propos, que de le guérir une fois déclaré.

Comme maladie individuelle, il est permis de dire aussi que, dans la grande majorité des cas, on peut arrêter l'évolution cholérique, en combattant avec énergie les symptômes prodromiques ou prémonitoires.

Mais en supposant que toutes les épidémies cholériques n'éclatent pas d'*emblée* comme à Marseille et qu'elles aussi aient leurs symptômes prodromiques, existe-t-il réellement des moyens prophylactiques capables d'arrêter l'invasion épidémique en cherchant à combattre les pro-dromes? Ces moyens sont-ils du ressort médical ou administratif?

Il est évident que lorsqu'il s'agit de l'élucubration de grandes mesures d'hygiène publique l'initiative appartient au corps médical, mais leur application est du ressort exclusif de l'administration et de l'autorité. Aussi, dès qu'une épidémie quelconque frappe un établissement ou toute une population, il est rare qu'aussitôt quelque accusation de négligence ou d'imprévoyance ne se fasse jour, et ne trouve crédit auprès des esprits les mieux intentionnés. Disons même qu'il n'est pas rare que les médecins ne s'associent à ces plaintes, comme si le blâme, en admettant qu'il fût mérité, ne tombait pas tout autant sur nous que sur l'autorité.

Il serait pourtant juste de se demander d'abord, si, en vue du fait qui sert de base à la critique, on a formulé quelques avis utiles dont l'application préalable aurait eu un succès assuré.

§ II.

Des hommes d'un incontestable talent, dont nous apprécions le savoir autant que le caractère, après avoir attentivement étudié cette importante question, en France et à l'étranger, ont proposé des mesures générales qui, appliquées avec zèle et exactitude, pourront sans doute diminuer le nombre des victimes du choléra, et restreindre ainsi les limites d'une épidémie. Mais on se ferait étrangement illusion si l'on espérait par là enlever à la maladie toute chance de devenir épidémique. Les recrudescences qui ont si souvent lieu à Londres et à Paris, nous disent assez ce qu'il faut croire et espérer, et nous prouvent une fois de plus que, pour ce qui concerne les obstacles à élever contre l'apparition du fléau sous forme épidémique, comme pour ce qui est relatif à son traitement, il y a encore beaucoup de *desiderata* à trouver.

La médecine ne peut donc pas se flatter d'avoir dit à cet égard son dernier mot, malgré les heureux et utiles efforts du digne et savant M. Mêlier. Il faut dès lors accepter avec reconnaissance les services déjà rendus par M. l'inspecteur général de la santé publique, et tous ceux qu'il pourra nous rendre encore dans sa haute et importante mission. Mais jusqu'à présent, on est malheureusement obligé de convenir que dans des temps calamiteux tels que ceux que nous venons de traverser, médecins et administrateurs ne *font que ce qu'ils peuvent* ; et c'est tout ce qu'on est en droit d'exiger de la science et de l'autorité.

§ III.

Le 29 juin, les six chefs de service furent convoqués

à l'Hôtel-Dieu par l'administration des hospices, « à
« l'effet de se concerter sur les mesures hospitalières
« qu'il y aurait à prendre si le choléra, » dont on ne con-
naissait encore l'existence à Marseille que par quelques
cas isolés, « prenait une extension épidémique. »

Voici ce qu'il fut proposé dans cette séance, et accom-
pli par l'administration au fur et à mesure que les besoins et les intérêts du service hospitalier l'ont réclamé :

1° Isoler tous les malades cholériques dans des salles
complétement séparées des autres services, et, autant
qu'on le pourrait, séparer aussi les convalescents de ceux
qui se trouveraient encore assez grièvement atteints;

2° Recommander aux infirmiers de vider immédiatement et laver à l'eau de chaux les vases servant aux déjections des malades et d'aérer les salles le plus souvent
possible ;

3° Surveiller sans cesse toute la population de l'hospice pour combattre avec efficacité, et dès le début, les
symptômes diarrhéiques (1) ;

4° Modifier le plus et le mieux possible le régime alimentaire de toute la population hospitalière, et soumettre jour par jour le menu à l'examen de la commission
administrative ;

5o Renouveler une ou deux fois par jour les draps et
les couvertures servant au transport des malades sur les
civières ;

(1) Cette mesure n'est pas d'une application aussi facile qu'on
pourrait le croire, et l'insouciance ou la peur de la diète sont pous-
sées si loin chez certains malades que, notamment dans la salle
Ste-Magdeleine, nous avons dû menacer des peines les plus sévères
toute femme qui, atteinte de diarrhée, n'avertirait pas sur-le-
champ les infirmiers si ce n'est les sœurs de service, pour que l'interne de garde fût appelé et avisât.

6° Changer aussi souvent qu'on le pourrait la paille et laver la laine à l'usage des lits destinés aux cholériques.

Je ne mentionnerai pas d'autres mesures qui ne sauraient nous intéresser au même titre que les précédentes.

§ IV.

En date du 1.er juillet, M. le marquis de Crèvecœur, préfet des Bouches-du-Rhône, avise officiellement M. Honorat, exerçant par intérim les fonctions de maire de Marseille, de la gravité de l'épidémie qui règne à Avignon, et l'invite à prendre toutes les mesures capables de diminuer les causes d'infection dans le cas où le choléra se déclarerait épidémiquement à Marseille. Il lui enjoint, entre autres choses : 1° de faire surveiller de la manière la plus sévère les denrées alimentaires qui sont mises en vente (viandes, poissons, fruits, etc.) ; 2° de faire nettoyer et arroser les rues de la ville plusieurs fois par jour ; 3° de faire exécuter les mêmes mesures d'assainissement jugées nécessaires dans toutes les maisons qui offrent à l'intérieur des foyers d'infection.

Dès le 3 du même mois, et lorsque le chiffre de la mortalité commence à dépasser la moyenne ordinaire, le même magistrat se rend d'abord dans les vieux quartiers accompagné par l'ingénieur en chef du département, et d'après quelques indications préalablement fournies par le conseil d'hygiène, on tâche de placer cette partie de la ville, je ne dirai pas dans d'excellentes conditions, mais dans les moins mauvaises possible.

Des instructions verbales sont ensuites transmises à tous les chefs d'administration, aux sociétés de bienfaisance et à M. l'inspecteur des prisons pour qu'ils aient à surveiller attentivement, matin et soir, toutes les indispositions qui pourraient se déclarer parmi le personnel de cet établissement, et pouvoir ainsi y porter immédiatement remède. M. le préfet leur recommande, en outre, de ne négliger aucune précaution utile sous le rapport de la nourriture et de l'habillement, et d'élargir autant que possible les bases déjà établies pour les secours à domicile.

§ V.

Le 6 juillet (mortalité cholérique 19), il n'est plus possible de conserver des doutes sur la marche et la prochaine extension d'une nouvelle épidémie. L'autorité confie alors à une commission prise au sein du Conseil municipal, et dans laquelle on compte trois médecins et un pharmacien distingués (1), le soin de proposer d'urgence toutes les mesures qui lui paraîtraient nécessaires pour parer aux besoins de la situation.

D'après l'avis de cette commission, sept pharmacies placées au centre des quartiers les plus populeux furent choisies pour devenir le siége d'autant de bureaux de secours, ouverts à toute heure du jour et de la nuit.

On pensa d'abord que trois médecins attachés à chaque bureau suffiraient, et leur désignation fut confiée par M. Honorat, au choix de la Société impériale de médecine, mesure aussi honorable pour l'académie que digne et bien conçue de la part du magistrat. Toutefois, le nombre des médecins à désigner ayant paru

_____

(1) MM. les docteurs Boyer, Roberty et Villeneuve ; M. Marius Roux, pharmacien.

trop restreint, eu égard à certains quartiers surchargés de population, au milieu de laquelle trois médecins seuls, quels que fussent leur zèle et leur dévouement, ne pourraient suffire à la tâche, la Société de médecine crut, avant de présenter une liste, devoir soumettre quelques observations à M. le maire. Ces observations ayant été favorablement accueillies, le personnel médical attaché aux bureaux de secours fut à peu près doublé; mais cette circonstance imprévue dut nécessairement retarder l'ouverture de ces bureaux qui n'a eu lieu que du 12 au 14 juillet, lorsque la mortalité cholérique avait atteint le chiffre de 60 à 70 par jour.

Quelque regrettable qu'ait été ce retard, on ne saurait en faire un reproche ni à l'administration, ni à la Société de médecine, car des deux côtés on entendait agir pour le mieux. Et quant à l'utilité de la mesure elle-même, les chiffres que nous donnerons plus loin en diront plus que nos réflexions.

Nous ne quitterons pourtant pas ce sujet sans ajouter que, à part les bureaux sus-mentionnés, la commission médicale de la marine (1) a eu l'idée philantropique d'en établir un huitième à ses frais, destiné plus particulièrement à porter du secours à bord des navires ancrés dans le port. Enoncer le fait, c'est en faire l'éloge.

Enfin, l'administration des Messageries impériales qui, en toute occasion, se montre à la hauteur des grands intérêts qui lui sont confiés, avait organisé une ambulance parfaitement dirigée par des médecins attachés aux paquebots, et grâce à laquelle le personnel

_____

(1) Composée de MM. Bertulus, Hubac et Laurent, auxquels se sont adjoints MM. Gouzian, Roux fils et Halleur, ancien médecin de la marine.

très-considérable de cette administration a pu recevoir des soins immédiats et partant d'une heureuse efficacité dès les premiers et plus légers symptômes de la maladie.

§ VI.

Les visites préventives à domicile n'ont pas été employées dès le début de l'épidémie, ni avec assez d'insistance par la suite. Le fait est parfaitement vrai, et nous nous sommes même permis de dire ailleurs [1] qu'il n'est pas aussi facile qu'on pourrait le croire de les adapter aux usages et habitudes du pays [2]. En supposant, néanmoins, que ces visites soient toujours possibles et constamment suivies du plus heureux succès [3], ce qui n'est pas tout à fait prouvé, il faut dire d'abord que d'après les sages avis de M. Mêlier, arrivé à Marseille avant la fin de juillet, plusieurs conseillers municipaux attachés aux différents bureaux de secours ont journellement entrepris ces visites préventives dans les quartiers les plus populeux et les

[1] *Revue thérapeutique du Midi.*

[2] Cette réflexion ne nous semble pas susceptible d'être interprétée de deux manières. Il nous convient, toutefois, de répéter plus explicitement qu'elle ne peut avoir aucun rapport direct ou indirect avec les susceptibilités professionnelles, quel que soit le sens qu'on veuille lui donner.

[3] Un de nos plus honorables et estimés confrères avait l'habitude, pendant l'épidémie, de ne jamais regagner son domicile sans s'informer, en entrant, de l'état de santé de ses deux bonnes, dont 30 années de service lui avaient fait apprécier le dévouement. Cette utile précaution ne lui a pourtant pas épargné le chagrin d'en perdre une du choléra.

plus maltraités par l'épidémie. D'un autre côté, l'autorité avait pris, dès le 14 juillet, une mesure dont l'efficacité a, pour le moins, égalé celle des visites préventives. Elle a, en effet, publié et fait répandre par tous les moyens possibles de publicité, un *avis administratif* contenant entre autres choses la recommandation suivante : « Observer avec le plus grand soin les symp-« tômes diarrhéiques que le mal présente toujours à « son début afin d'y porter de suite un remède. De « l'avis des hommes de l'art, c'est le plus sûr pré-« servatif et la meilleure des garanties. »

Cette utile instruction a été renouvelée plusieurs fois pendant l'épidémie, et sa première publication avait été précédée (12 juillet) par une autre mesure non moins utile, relative « à la salubrité et à la bonne tenue des « voies publiques. »

§ VII.

Il est peu de pays en France d'où l'on n'ait cru devoir adresser à l'autorité de Marseille quelque recette infaillible, soit pour guérir le choléra à tous ses degrés, soit pour l'arrêter dans son évolution épidémique à l'aide de *grands moyens prophylactiques* empruntés souvent aux idées les plus bizarres. Et ce qui n'est pas moins curieux, c'est que les auteurs de ces beaux projets ont dans la plupart des cas daté leurs œuvres de quelque cité où le choléra n'a jamais paru !

Fidèle à sa première démarche, l'autorité a adressé à la Société impériale de médecine toutes les communications de cette nature au fur et à mesure qu'elle les recevait, et a chargé cette académie de lui faire connaître son avis sur tout ce que ces projets pourraient offrir d'utilement applicable.

Une commission de la Société de médecine dut dès ce moment se mettre en rapport avec M. le maire par l'intermédiaire d'un de ses membres, M. Marneille. Et, je dois dire, pour rendre hommage à la vérité, qu'il ne lui est pas arrivé de trouver quelque chose de sérieux dans le volumineux dossier qu'elle a eu à examiner (1).

Profitant toutefois de sa position, la Société de médecine a cru devoir insister auprès de l'autorité municipale sur les mesures hygiéniques déjà mentionnées dans la lettre de M. le préfet, en date du 1er juillet, c'est-à-dire surveillance active des marchés, grande sévérité

---

(1) La commission n'a pas cru devoir faire une exception en faveur du conseil déjà tant de fois donné depuis les premières invasions cholériques, d'allumer de grands feux au milieu des rues, soi-disant dans le but d'opérer un renouvellement plus complet de l'air. Au sein de la commission, je n'ai pas été le dernier à m'élever contre de pareilles utopies. Et si notre devoir d'historien nous oblige à citer ici un fait observé dans le canton de Saint-Jean-de-Losne (Côte-D'or) et qui a produit une certaine impression, nous lui donnerons une interprétation toute différente de celle qui lui a été donnée dans un journal de Lyon. « Le choléra sévissait avec « violence à Tarn-l'Abbaye, il y mourait 8 à 10 personnes par jour « sur une population de 600 habitants, et l'épidémie régnait de- « puis 8 jours lorsqu'un enfant met imprudemment le feu à une « grange pleine de paille et de blé. On transporte *morts et mou-* « *rants au milieu des champs* l'incendie n'est complètement éteint « qu'après plusieurs jours, parce que le feu s'était communiqué à « plusieurs meules de blé.

« A partir de ce jour, les mourants se sont rétablis et pas un « seul cas de choléra nouveau n'a été observé depuis. »

En supposant le fait parfaitement exact, il est évident pour nous que son explication doit être beaucoup moins cherchée dans les effets du feu que dans l'émigration de la population malade et valide à travers les champs.

dans la vente des fruits gâtés ou non encore parvenus à maturité, etc., etc.

Du reste, la plus importante des mesures hygiéniques par rapport au régime alimentaire, fut prise à cette époque par l'heureuse initiative de notre respectable évêque Mgr de Mazenod, en publiant un mandement qui dispensait tout le diocèse du maigre, et permettait par conséquent à la population une nourriture plus choisie et mieux en rapport avec les circonstances.

§ VIII.

Le 24 juillet 6,200 francs sont votés par le Conseil municipal pour l'acquisition d'un certain nombre de ceintures de flanelle destinées aux hommes attachés au service actif de l'octroi, et pour augmenter d'un cinquième la solde de tous les employés de cette administration recevant moins de 1,200 francs de traitement.

Le 26 du même mois, 2,500 fr. sont encore votés par le même conseil, 4,000 fr. sont envoyés par M. le ministre du commerce et 3,000 fr. par M. le ministre de l'intérieur, pour venir en aide aux besoins les plus pressants des familles pauvres.

Un nouvel avis du maire, en date du 1er août, affiché dans tous les quartiers de la ville et dans la banlieue, et reproduit par tous les journaux de la localité, prévient la population du danger qu'il y aurait pour *les émigrants* si, après avoir fui la ville par manque de courage, on y rentrait trop tôt par excès de sécurité.

§ IX.

Vers la fin juillet, et au moment où l'épidémie sé--

vissait encore à Marseille, à Arles et à Aix, le choléra
éclate soudainement et avec non moins de violence sur
plusieurs autres points du département, tels que Berre,
Martigues, St-Chamas, Istres, Grans, Salon, Eygalières,
Gemenos , etc. Ceux-là seuls qui ont assisté, dans le
Midi surtout, à des événements de cette nature, pourront se rendre compte des soucis et des embarras multiples qui incombent à l'administration départementale.
Elle a cependant trouvé moyen de parer à toutes les
exigences de cette position vraiment critique, et a pu
notamment envoyer des médecins ou des élèves instruits
partout où le besoin s'en faisait sentir , sans en refuser
même à la ville de Toulon, sur la demande du préfet
du Var.

§ X.

Enfin, lorsqu'on a pu croire que l'épidémie touchait
heureusement à son terme , une souscription générale a
été ouverte à Marseille pour venir au secours d'un
grand nombre de jeunes enfants demeurés sans parents,
sans pain et sans asile; il serait sans doute trop long
d'énumérer les moyens par lesquels l'autorité, en faisant
un appel à tous, a fourni à chacun la facilité de concourir
à cette œuvre méritoire dans les limites de sa position.
Contentons-nous de consigner ici que plus de 200,000 fr.
ont été encore versés , à cette occasion, dans la caisse
municipale par une population qui soutient déjà annuellement, par ses dons et souscriptions volontaires ,
un grand nombre d'établissements de charité.

CHAPITRE II.

—

Prophylaxie.

§ I.

En approuvant dans toute la sincérité de nos convictions les actes administratifs pendant la période épidémique, nous sommes pourtant loin de croire qu'il ne reste plus et mieux à faire si des temps aussi calamiteux devaient souvent se renouveler. Mais, encore une fois, c'est au corps médical à prendre l'initiative, en proposant à l'autorité toutes les mesures prophylactiques qu'il croira réellement utiles et en insistant, s'il le faut, pour que ces mesures soient généralement adoptées.

La première et la plus importante peut-être, réclamée déjà par la *Gazette médicale de Paris*, serait d'avoir des hôpitaux uniquement destinés aux cholériques dans tous les grands centres de population où le fléau semble se fixer préférablement ou y reparaître à des intervalles irréguliers, mais toujours trop rapprochés. Avoir des salles séparées dans un même hospice est sans doute une amélioration notable si on la compare à l'ancienne habitude qui permettait la promiscuité des malades. Mais, du moment qu'il faut que les médecins, les élèves, les sœurs et les servants parcourent d'autres salles que celles destinées aux cholériques et y exercent leur ministère; du moment où tout ce qui est relatif à l'administration générale de l'hospice doit être à peu près commun à tous les malades indistinctement, la séparation des salles n'a plus d'effet ou il est par trop incomplet.

Il n'est pas toujours facile, nous le savons, d'alimenter, financièrement parlant, les hôpitaux déjà existants, et par cela même, on se demandera peut-être comment on oserait songer à la création de nouvelles charges. Mais on peut répondre à cela que si l'on veut bien réfléchir à tout ce qu'une épidémie coûte, on ne reculera pas devant les sacrifices qui peuvent en diminuer la léthalité et, par cela même, en restreindre l'étendue et en abréger la durée. D'ailleurs ces hospices spéciaux ne devant être ouverts qu'à des époques heureusement exceptionnelles, et étant reconnu que le nombre de malades ordinaires diminue considérablement en temps d'épidémie, il nous semble que tout le personnel administratif et médical d'un hôpital de cholériques pourrait être momentanément disjoint des hospices civils déjà établis sans qu'aucun service dût en souffrir, et on réaliserait ainsi une notable **économie.**

§ II.

En attendant que cette mesure puisse être mise à exécution, il en est d'autres d'une application plus facile et dont l'oubli peut donner lieu aux plus funestes conséquences. Citons d'abord des faits : 1o dans l'hospice civil d'Avignon existe une salle dite des incurables, contenant 15 ou 16 lits, et affectés ordinairement aux pensionnaires hommes. Dès que l'épidémie envahit la population civile, cette salle fut livrée exclusivement au service des cholériques civils.

Peu de temps après que le fléau eut atteint son terme, un certain nombre de malades affectés d'indispositions

diverses furent adressés du camp du Midi à l'hôpital
d'Avignon. La salle des incurables fut exclusivement
livrée à ces militaires et deux ou trois jours après leur
arrivée, 5 sur 15 ont été atteints du choléra. La salle a
dû être évacuée.

2° A l'Hôtel-Dieu de Marseille, la salle St-Joseph a
été pendant l'épidémie exclusivement consacrée aux
cholériques hommes. Cette même salle ayant été deman-
dée après l'épidémie par l'autorité militaire pour y recevoir les malades apportés du camp du Midi, plusieurs
d'entre eux ont été atteints du choléra, peu de temps
après leur arrivée.

Tout en ne pouvant donner des chiffres, je garantis
l'exactitude de ce que j'avance.

A la vérité, tant à Avignon qu'à Marseille, quelques
atteintes cholériques ont été observées aussi à la même
époque dans d'autres salles occupées antérieurement
par des fiévreux ordinaires ; mais le nombre de ces atteintes a été insignifiant comparativement aux autres.

Il est, j'en conviens, plusieurs manières d'expliquer
ces faits. On peut dire d'abord que les militaires malades
arrivés du camp ayant déjà les prodromes, ou pour le
moins la prédisposition cholérique, on peut supposer
aussi qu'à leur venue à Marseille, ils ont été soumis aux
mêmes influences générales que toute la population, sauf
à ne pas expliquer de la même manière ce qui s'est passé
à Avignon, attendu que l'épidémie y avait complétement
disparu. Enfin, et c'est ce qu'il y a de plus probable, on
est tenté de croire qu'il restait dans ces salles des germes reproducteurs dont les fâcheux résultats ne se sont
pas fait longtemps attendre.

Dans ce cas, et jusqu'à plus ample informé, il nous
semble que dans le doute il n'est pas permis de s'abste-

nir, et que, à part le renouvellement co mplet et à fond
de tous les objets de literie ay ant servi à des cholériques, il y aurait quelque chose de plus à faire : par
exemple, passer à la chaux les salles, les soumettre à une
aération forcée, passer une couche de peinture ou de
vernis sur toutes les boiseries, etc., etc. Nous comprenons ce que peuvent coûter aux finances déjà si peu ai-
sées des hospices des mesures de ce genre ; mais il ne
faut pas oublier non plus quelles sont les tristes conséquences d'un premier foyer cholérique, alors même que
l'on ne songerait pas aux pauvres malades, qui, les premiers, vont subir la funeste influence de ces localités.

§ III.

D'après les recherches de MM. Haspel et Mortoin, et
au dire de plusieurs observateurs distingués, en tête desquels nous citerons M. Gensoul, de Lyon, les matières
évacuées par les cholériques, soit par l'intestin, soit par
l'estomac, ne paraissent pas étrangères à la propagation
de la maladie. Le fait est douteux ; soit. Il n'y a pourtant
aucun inconvénient à agir tout comme s'il était avéré ; et
nous avons eu soin, tant à l'hôpital qu'en ville, de recommander aux infirmiers et assistants de vider immédiatement les vases et de les laver à l'eau de chaux, dès
qu'ils auraient servi à une évacuation. Cette mesure,
dictée d'abord par l'hygiène, pourrait donner de très
bons résultats, si on l'appliquait généralement, en pous-
sant les précautions jusqu'à faire passer de temps à autre
quelques courants d'eau de chaux concentrée par les
tuyaux de conduite qui auraient reçu des déjections cholériques.

A l'appui de ce qui précède, voici un fait qui mérite

réflexion, tout en avouant qu'il ne faut pas sur une seule observation, quelque exacte qu'elle soit, se trop hâter de conclure :

La femme de M. l'agent comptable des usines métallurgiques de S.... croyant au commencement de septembre que l'épidémie eût complétement cessé, part pour le nord de la France et ramène à Marseille son vieux père, âgé de 76 ans. Ils arrivent tous deux vers la fin du même mois, pendant la recrudescence épidémique, et au moment même où M. l'agent comptable était atteint de quelques symptômes prodromiques peu graves et qui ont promptement cédé.

Du 12 au 13 octobre, le vieux beau-père est soudainement et grièvement atteint du choléra. Malgré toutes les instances de son mari et les nôtres, Mme C.... ne veut permettre à personne de la remplacer auprès de son père, et les soins les plus pénibles sont prodigués au vieux malade avec un zèle et un dévoûment complets. Le 15, un peu de réaction paraissant se déclarer chez le malade, qui n'avait plus la force de se placer sur le vase et qui allait continuellement sous lui, Mme C... a la malheureuse idée de vouloir changer les linges sans découvrir le malade, et, dans ce but, se place elle-même sous les couvertures, passe sa tête sous les genoux, et en les relevant, parvient ainsi, quoique très péniblement, à l'accomplissement de la tâche difficile qu'elle s'était imposée.

Mme C... se sentit un peu fatiguée pendant le reste de la journée ; elle soupa toutefois de bon appétit, et consentit à prendre quelque repos. A minuit, Mme C... se réveille et a une première selle diarrhéique, à trois heures du matin, une seconde ; à cinq heures, une troisième, suivie de défaillance. Ayant été mandé à sept heures du matin, je constate une atteinte cholérique

9

avec cyanose et algidité. A midi, les symptômes asphyxiques sont très prononcés ; à onze heures du soir, Mme C... avait cessé de vivre.

§ IV.

Nous avons déjà vu que l'administration des hospices avait prescrit la sage mesure de changer souvent les draps et couvertures servant aux civières. Un pas de plus fait dans le même sens nous a paru fort utile.

Ainsi, dans la clientèle civile, nous avons souvent recommandé de changer de lit aux malades, ou pour le moins changer les linges qui les enveloppaient, dès que la transpiration froide, visqueuse, caractéristique les a mouillés.

Parfois, il nous a été possible d'appliquer cette mesure même à l'Hôtel-Dieu, et les résultats ont été favorables. Il est rare, en effet, qu'on n'observe pas à la suite de ces changements un peu de réaction de bon aloi.

§ V.

On ne saurait trop surveiller l'aération des salles ou des chambres occupées par les cholériques. En général, on rencontre dans la clientèle civile des personnes qui se figurent ne jamais pouvoir procurer aux malades une température assez élevée. Dans ce but, on les écrase sous une montagne de couvertures, et l'on bouche hermétiquement tout ce qui peut donner passage au moindre filet d'air.

Cette double erreur est doublement pernicieuse pour les malades et pour ceux qui les soignent. Elle peut, en effet, hâter la période asphyxique, et favoriser les congestions viscérales chez les uns, et placer les autres dans des conditions on ne peut plus propres à l'absorption du germe ou miasme reproducteur. Entre les deux extrêmes, une atmosphère trop fraîche a moins d'inconvénients pour les malades qu'une atmosphère trop chaude.

On peut se rappeler à ce sujet que quelques praticiens recommandables n'ont pas craint d'avoir recours à des applications d'eau froide et à des bains froids, et prétendent avoir réussi. Je ne suis pas parfaitement convaincu de ce nouveau succès de l'hydrothérapie ; il laisse supposer toutefois que les *saignées de calorique* n'ont pas été nuisibles aux malades.

§ VI.

Au dire des contagionistes trop convaincus, rien ne serait plus facile que de préserver les infirmiers ou ceux qui en exercent les fonctions de toute atteinte cholérique, moyennant certains procédés qui tous reposent, en définitive, sur le meilleur mode de garantir l'épiderme des mains de tout contact immédiat avec le corps malade.

Tout en croyant à une transmission, il ne m'a jamais été possible, je l'avoue, d'ajouter foi à de pareilles promesses. En supposant, en effet, que l'on parvienne à constater le germe ou miasme reproducteur de la maladie, peut-on croire raisonnablement que son absorption par le corps sain se fera plutôt par la peau des mains que par celle du visage ; par toute la surface cutanée même plutôt que par les muqueuses placées dans des conditions bien autrement favorables à la pénétration de toute émanation extérieure ? Cela ne me paraît pas mériter une sérieuse discussion. Mieux vaut faire un appel au dévoûment de tous que d'endormir le zèle d'autrui par de fallacieuses espérances.

On peut, du reste, engager les personnes qui soignent les cholériques à changer souvent de place, et respirer de temps à autre un air moins vicié que celui qui entoure les malades ; à s'essuyer les mains et à se laver au besoin avec un peu de vinaigre (1), lorsqu'on vient de manier les vases ou de changer les linges aux malades. On peut, enfin, leur recommander une extrême propreté, et d'éviter autant que possible de *suffoquer* les patients en se penchant sans cesse sur eux sans utilité.

Tout cela peut se faire sans détriment du malade et avec avantage pour l'assistant qui allie ainsi les devoirs du cœur avec les intérêts de sa propre conservation.

Proposer et promettre plus, c'est amoindrir en pure perte le moral de tous sans profit pour personne.

§ VII.

On a constaté en tout temps les fâcheux effets des grandes agglomérations d'individus ou du déplacement des armées lorsqu'une maladie quelconque règne épidémiquement. La gravité et la facile expansion du choléra sur divers points de la France et de l'étranger ont ajouté un nouveau fait à ceux que l'on possédait déjà.

L'on ne saurait donc faire trop de vœux pour qu'une paix honorable et de longue durée permette au gouver-

(1) Je n'attache pas une importance exagérée à l'usage du vinaigre, mais il est facile de s'assurer que, par son évaporation immédiate, il répand une odeur qui ravive agréablement les sens.

nement de se conformer aux conseils de l'hygiène publique, après avoir exclusivement obéi, et avec raison,
à ce qu'exigeait l'intérêt national.

Il est assez curieux, du reste, de voir à combien de
contradictions s'exposent ceux qui poussent ordinairement au-delà des limites du vrai les idées les plus justes
et les plus raisonnables.

Pendant que l'on se plaignait d'une agglomération de
troupes sur divers points du département, l'on demandait
avec instance à l'autorité ecclésiastique que de grandes
processions générales fussent faites pour invoquer plus
activement la protection divine. Le vénérable prélat
placé à la tête de notre diocèse a refusé d'acquiescer à
une pareille demande, et en ordonnant des prières publiques dans chaque paroisse où la population, se trou-
vant disséminée, pouvait recevoir tous les bienfaits de
l'invocation divine, sans s'exposer aux inconvénients de
l'agglomération, Mgr de Mazenod a prouvé une fois de
plus combien il a à cœur les intérêts spirituels et cor-
porels de ses ouailles.

Récapitulation. — Maintenant, si l'on veut bien tenir
compte de tous les actes importants qui ont été adminis-
trativement prescrits et accomplis avant et pendant l'é-
pidémie, sans perdre de vue que les médecins eux-mê-
me n'avaient pas eu grand chose de plus ni de mieux à
proposer à l'autorité, on croira pouvoir à bon droit reconnaître avec nous que pendant les tristes épreuves
que viennent de traverser Marseille et la plupart des
communes du département, autorités et administrations,
médecins et élèves, tous ont fait leur devoir avec zèle et
dévoûment. On peut même ajouter sans crainte de partialité que plusieurs d'entre eux se sont trouvés dans des
positions assez critiques pour qu'on tienne compte non-

seulement de ce qu'ils ont fait, mais encore des difficul-
tés qu'ils ont eu à vaincre. Il est bon de se rappeler
quelquefois que, dans toutes les choses de ce monde, il
n'y a d'aisé que la critique.

SIXIÈME PARTIE.

Relevés statistiques suivis de quelques remarques générales.

Il appartient à l'utile institution des conseils d'hygiène et de salubrité de réunir dans ses rapports annuels toutes les données statistiques offrant quelque intérêt à la science ou à l'administration.

Ceux qui ont été publiés déjà par MM. Roux et Chaudoin pour le département des Bouches-du-Rhône, nous font pressentir toute l'importance qui se rattachera au rapport de 1854. Nous n'empiéterons donc pas sur un travail complet qui ne peut rien laisser à désirer, si l'on en juge par l'intelligence et le savoir de l'honorable confrère qui est chargé de sa rédaction.

Notre relation cependant resterait sans conclusions pratiques si quelques tableaux de statistique comparative ne venaient relever par des chiffres quelques idées émises sans autre point d'appui qu'une intention droite et une bienveillante impartialité.

§ I.

La première apparition du choléra asiatique à Marseille a eu lieu au mois de décembre 1834. Pendant 4 mois, la maladie se maintint dans des limites restreintes. Elle parut s'arrêter complétement vers la fin avril 1835.

Du 11 décembre 1834 au 21 avril 1835, l'état civil a enregistré 865 décès cholériques : 382 sexe masculin, et 483 sexe féminin. — Moyenne 6,6 par jour.

La deuxième épidémie, qui comptait pour la plus meurtrière avant celle de 1854, a commencé le 6 juillet 1835. A dater de ce jour, jusqu'au 31 octobre, l'état civil a enregistré 2,576 décès cholériques, dont 1,295 du sexe masculin et 1,281 du sexe féminin, moyenne 22,1 par jour.

L'épidémie de 1849, commencée le 7 août, a occasionné jusqu'au 16 novembre inclusivement 2,211 décès cholériques, dont 1,232 hommes et 979 femmes, donnant une moyenne de 22,9 par jour.

L'épidémie de 1854 a fait enregistrer à l'état civil 2,818 (1) décès cholériques, depuis le 30 juin jusqu'au 1er octobre, ainsi répartis : 1,179 hommes, 921 femmes et 718 enfants, donnant une moyenne de 30,4 par jour.

Maintenant, si l'on veut tenir compte de la différence

---

(1) J'ai dit ailleurs pourquoi ce chiffre me paraissait inexact et j'ai tâché de le rectifier. Ne pouvant, toutefois, appliquer le même contrôle aux relevés de 1835 et 1849, je dois me servir du chiffre officiel pour le rapprochement général que je veux établir.

de la population qui était de 145,215 âmes en 1835, et qui est de 185,082 en 1854, et tout en supposant que l'émigration ait eu lieu aux deux époques à peu près aux mêmes proportions, on arrivera à constater, d'après le chiffre qui précède, que l'épidémie de 1854 a été pour le moins aussi meurtrière que celle de 1835, et que le fléau asiatique, en changeant quelque peu de physionomie, n'a malheureusement rien perdu de sa léthalité. Les tableaux suivants le prouveront encore mieux.

§ II.

La première invasion cholérique a éclaté en plein hiver. Elle a été faible.

La deuxième invasion a débuté au plus fort de l'été, et a occasionné un grand nombre de victimes ; le mois de juillet a offert 1,493 décès cholériques et le mois d'août 820.

La troisième invasion, commencée au déclin de l'été, s'est prolongée jusqu'à la fin de l'automne. Le mois de septembre a donné 1,203 cholériques, et le mois d'octobre 702.

Enfin l'épidémie de 1854 a débuté comme celle de 1835 en plein été ; on a enregistré pendant le mois de juillet 3,244 décès dont 2,061 comme cholériques (1).

Au mois d'août, le chiffre total des décès monte à 1,127 dont 467 seulement ont été déclarés cholériques,

(1) En 1835 le nombre des décès ordinaires pendant le mois de juillet a été de 500. Celui de 1854 serait de 1183. Cette différence vient encore à l'appui de ce que nous avons dit sur les erreurs commises dans les déclarations.

ce qui laisserait le chiffre assez rond de 660 pour représenter les décès ordinaires (1).

En 1854 comme en 1835, c'est pendant les jours
caniculaires que la mortalité s'est le plus élevée. Ainsi,
depuis le 24 jusqu'au 31 juillet 1835, le chiffre total
des décès a journellement dépassé 100 et a même été
de 231 dont 210 cholériques le 25. Depuis le 15 jusqu'au
31 juillet 1854, la moyenne des décès a été au-dessus
de 130 par jour. On en a enregistré 225 dans la journée
du 22, parmi lesquels il y aurait 54 décès ordinaires,
ce qui est peu probable.

Quoi qu'il en soit, l'observation constate ici une fois
de plus que si le choléra peut éclater au milieu d'une
population dans toutes les saisons, c'est surtout pendant
les fortes chaleurs (2) qu'il fait un plus grand nombre
de victimes.

§ III.

Nous avons dit au chapitre II de la deuxième partie,
que rarement le choléra se limite à frapper une seule
personne dans une *même maison et dans une même rue*.

Voici les relevés fournis à cet égard par les malades
reçus à l'Hôtel-Dieu :

Cholériques. 16, rue de l'Echelle, dont 2 au n° 12, 2
au n° 21.

(1) En 1835, le nombre des décès ordinaires dans le mois d'août
a été de 422; la proportion est ici plus acceptable.

(2) Il n'est pourtant pas de règle sans exception. Ainsi dans l'é-
pidémie de 1849 le mois d'août a été compté pour 218 décès; le
mois de septembre pour 1203 et celui d'octobre 702. A la vérité,
le mois d'août n'a eu que 23 jours d'épidémie.

Cholériques. 11 rue de la Couronne, dont 2 au n° 4 , 2
au n° 6, 2 au n° 19, 2 au n° 17.

— 7 rue de Rome, dont 2 au n° 4.

— 7 rue Caisserie.

— 5 rue de la Taulisse, dont 2 au n° 4, 2
au n° 20.

— 5 rue du Prat.

— 5 rue Baussenque.

— 5 rue Lancerie, 2 au n° 2.

— 4 rue de la Loge, dont 2 au n° 16.

— 4 rue des Chapeliers, dont 2 au n° 36.

— 4 rue Sainte.

— 4 rue Roquette, dont 2 au n° 14.

— 4 rue St-Laurent.

— 4 rue Ste-Roquebarde, dont 2 au n° 16.

— 4 rue des Gavottes.

— 3 grand chemin de la Madeleine.

— 3 rue Négret, dont 2 au n° 40.

— 2 rue de la Tour, dont 2 au n° 6.

— 2 rue Fortia, dont 2 au n° 16.

Sur 36 marins atteints du choléra à bord, et trans-
portés à l'Hôtel-Dieu, il y en a eu jusqu'à trois atteints
sur le même navire.

De ces 36 malades, 23 ont succombé. Cette grande
mortalité parmi les individus atteints au milieu du
port a déjà été observée aux précédentes épidémies, et
M. Cauvière a dit à cette occasion que les marins étaient
apportés à l'hôpital à *demi asphyxiés*.

Il est peu probable que l'on songe à invoquer ici l'influence de la nature du terrain. Quant à ceux qui y trouveraient une raison de plus pour croire que les *lieux
bas et humides* sont des circonstances très aggravantes
par rapport à la violence de la maladie, ils ne trouve-

ront pas un fait confirmatif de leur manière de voir dans le récit suivant : A Eygalières, commune de 1,300 âmes, perchée sur un des mamelons des Alpines, et constamment battue par tous les vents, il y a eu 45 décès sur 60 cholériques atteints du 19 juillet au 14 août. Et en moyenne cette commune compte 25 décès par an.

§ IV.

Pendant l'épidémie de 1854, les personnes atteintes de syphilis et soumises à un traitement mercuriel n'ont pas paru jouir de l'immunité signalée par MM. Ricord et Vidal de Cassis. La salle Ste-Madeleine (Hôtel-Dieu) , destinée aux filles soumises et occupée en temps ordinaire par 60 à 70 malades, a eu plus de la moitié des lits vides depuis le commencement de juillet jusqu'au milieu de septembre. Malgré cette réduction, huit femmes ont été atteintes de choléra grave, quatre ont guéri et quatre ont succombé.

§ V.

Aux deux premières invasions cholériques, les décès féminins ont dépassé de 1/17 environ ceux du sexe masculin. Les âges ont été frappés d'une manière à peu près égale ; on n'a rien remarqué de particulier par rapport aux enfants.

Dans l'épidémie de 1849, le nombre des décès masculins a dépassé de 1|5 celui du sexe féminin. Le nombre des enfants au-dessous de 8 ans décédés par suite de choléra ne dépasse pas le chiffre de 321.

En 1854 les décès masculins dépassent de un peu plus de 1|4 les décès féminins. La mortalité chez les enfants au-dessous de 8 ans et plus particulièrement chez ceux qui n'ont pas encore atteint leur deuxième année, présente une proportion considérable.

Ainsi, le 19 juillet, on enregistre à l'état civil 15 décès d'enfants cholériques et 30 non cholériques. Le 20 juillet, 20 décès d'enfants cholériques et 34 non cholériques; le 22 du même mois, 30 enfants cholériques et 38 non cholériques.

Nous avons déjà dit et répété ailleurs qu'il devait y avoir eu erreur dans le classement des décès. Toujours est-il que pendant ces trois jours seulement il est mort 167 enfants, et que la mortalité dans le mois de juillet s'est élevée pour ces petits êtres au chiffre énorme de 1,196; presque la moitié de la totalité des décès.

On peut conclure de ce qui précède que si le sexe ne paraît pas avoir exercé une influence notable sur l'atteinte épidémique, il n'en a pas été de même en 1854 par rapport à l'âge.

§ VI.

Pour bien apprécier par des chiffres si l'épidémie de 1854 a été ou non plus meurtrière que les précédentes, il faudrait avoir pu constater avec certitude le nombre des choléras confirmés qui ont été observés, ce qui est malheureusement impossible en dehors des hôpitaux et autres établissements publics.

En supposant, en effet, que tous les médecins d'une même localité soient animés du même désir de connaître la vérité, quelle qu'elle soit, abstraction faite de tout ce qu'elle peut avoir d'agréable ou de pénible pour l'amour-propre du praticien, il est incontestable que tous ne peuvent voir et juger les malades de la même manière. Ce serait prétendre à un accord qui, hélas ! ne paraît pas dans les choses possibles.

Là où les uns trouvent des symptômes prodromiques légers, d'autres peuvent croire à une atteinte cholérique déjà confirmée, et de bonne foi, on peut ainsi énumérer parmi les succès obtenus des guérisons qui ne sont pas réellement du fait du médecin, ni de la médecine.

Il convient donc de se limiter dans des appréciations de ce genre aux relevés fournis par les hôpitaux, où, sauf les cas qui se déclarent à l'intérieur même de ces établissements, on n'y apporte généralement les malades en temps d'épidémie que lorsqu'ils se trouvent déjà dans un état très grave.

a. — En 1835 pendant la période épidémique on a reçu à l'Hôtel-Dieu 448 cholériques, et 38 cas se sont déclarésdans les salles (1), total : 486, dont 215 guéris et 271 morts.

L'hospice de la Charité renfermant la vieillesse infirme a eu sur une population de 1,000 pensionnaires 108 cholériques, dont 31 guéris et 87 morts. Total général : 524 malades, 236 guérisons, un peu plus de 1 sur 3.

b. — En 1837, à l'occasion d'une courte apparition cholérique à laquelle on ne peut donner le nom d'épidémie, l'Hôtel-Dieu a reçu 377 malades : 181 sont sortis guéris, 196 ont succombé, soit un peu moins de 1 sur 2 (2).

c. — Pendant l'épidémie de 1849, 319 cholériques ont été apportés à l'Hôtel-Dieu, et 135 ont été atteints dans

(1) Et nous verrons plus loin que ce ne sont pas les plus légers.

(2) Les militaires sont compris dans ces chiffres, car il n'y avait pas encore à Marseille d'hôpital spécialement destiné à l'armée.

les salles (1); total : 454 malades, dont 157 guéris et 297 morts.

A l'hôpital militaire, 356 cholériques dont 154 guéris, 202 morts.

A l'hospice de la Charité, 56 cholériques dont 15 guéris et 41 morts.

Total général : 866 malades, 326 guérisons; un peu moins de 1 sur 2.

d. — En 1854, pendant la période épidémique, c'est-à-dire du 23 juin au 1er octobre, on a compté à l'Hôtel-Dieu 639 cholériques y compris 86 cas déclarés dans les salles. Sur ce nombre, il y a eu 257 guérisons et 382 décès.

A l'hospice de la Charité, 120 cholériques dont 17 guérisons et 103 décès.

A l'hôpital militaire, 699 cholériques dont 307 guérisons et 372 décès (2).

(1) En général, la mortalité est plus considérable chez les individus atteints dans l'hôpital que chez ceux apportés du dehors. Cela s'explique en réfléchissant que les premiers sont ordinairement minés par d'autres maladies, tandis que les seconds peuvent être frappés par l'épidémie au moment où ils jouissent peut-être de la plénitude de leur santé.

(2) Ces chiffres ne comprennent le temps épidémique que jusqu'au 1er octobre.

Je dois à l'extrême obligeance du savant médecin en chef de cet hôpital, M. le docteur Froment, la note suivante qui comprend le chiffre total des cholériqués militaires depuis le 15 juin jusqu'au 10 novembre. On la lira avec intérêt.

Nombre de cas	de choléra algide	794
—	de choléra léger (2ᵉ période)	70
		Total 864

Dont 439 décès et 425 guérisons .

Total général : 1,458 malades, 581 guérisons, un peu moins de 1 sur 2.

Somme toute, le choléra de 1854, comparé aux précédentes invasions, ne paraît pas avoir beaucoup perdu de sa léthalité primitive.

§ VII.

Une dernière question statistique nous reste à examiner. C'est celle de la proportion des guérisons par rapport aux traitements employés.

Ici encore nous sommes obligés de faire exclusivement appel aux établissements publics (1), car il existe là un contrôle qu'on ne saurait suspecter de partialité.

1º Hôtel-Dieu de Marseille.

a. — Salle des femmes, chef de service, M. le Dʳ Süe. On a reçu 183 cholériques, dont 47 se sont déclarés dans l'hôpital, il y a eu 78 guérisons et 105 décès.

Le traitement employé par M. Süe peut se résumer de la manière suivante : Ipéca à dose vomitive ; frictions térébenthinées ou avec un fer chaud (fer à repasser) le

---

Des 439 morts : 4 sont morts dans le trajet de la caserne à l'hôpital, 32 étaient en traitement, atteints de fièvre typhoïde grave; ils sont morts peu d'heures après l'invasion des symptômes cholériques; 12 étaient déjà atteints de dyssenterie aiguë, également grave; 1 de carie des os du bassin et du fémur droit; 5 de phthisie pulmonaire.

On a eu à traiter, en outre, dans ce même hôpital, 460 diarrhées prémonitoires et cholériques.

(1) Les hôpitaux, nous l'avons déjà dit, ne reçoivent, en général, que des cholériques graves chez lesquels l'algidité est souvent déclarée ou paraît imminente. Cette circonstance indique suffisamment que dans les relevés que nous donnons des hôpitaux, nous ne voulons tenir compte que des traitements employés dans les cas de choléra bien confirmé et grave.

long du dos, et sur les points refroidis ; lavements avec le chlorure oxyde de sodium et le sulfate de soude, répétés jusqu'à complète modification de la nature des selles ; sulfate de quinine, ou extrait de quina dans l'état typhoïde, ou dans l'état adynamique ; glace et un peu de limonade gazeuse pour toute boisson.

b. — Salle des cholériques hommes. — Chef de service, M. le Dr Thomas.

On y a eu à traiter 381 cholériques, sur lesquels 140 guérisons, 241 décès. Traitement employé à l'intérieur : glace ou limonade à la glace par petites quantités souvent répétées ; pilules de 25 milligrammes extrait gommeux d'opium chaque une ou deux heures, ou une potion contenant 30 ou 40 gouttes de laudanum à prendre par cuillereésà; l'extérieur, frictions sur les membres avec un liniment laudanisé ou ammoniacal; applications fréquentes de sinapismes à la base du thorax ; parfois, ventouses sèches ou application du vésicatoire de Ranque sur le ventre.

c. — Salles de clinique. — Chef de service, M. le docteur Girard.

36 cholériques, 28 hommes, 8 femmes. Sur ce nombre, 24 ont succombé et douze ont guéri ; 10 hommes, 2 femmes.

Les opiacés ont formé la base du traitement. On les a souvent associés au tannin , parfois au sous-nitrate de bismuth, rarement au cachou. L'extrait de ratanhia a été administré en lavements avec le laudanum. On a essayé une seule fois et sans succès le sulfate de strychnine; le quina a été prescrit dans quelques cas d'adynamie. Glace et limonade gazeuse pour boisson ; — *ut suprà*. —

d. — Salle des consignés. — Chef de service, M. le Dr Pirondy.

10

44 cholériques, 19 guérisons, 25 décès. On connaît déjà le traitement qui y a été suivi.

Ajoutons à ce qui précède que, dans la période dite de réaction, tous les médecins ont eu recours aux révulsifs, sans craindre les applications de sangsues aux apophyses mastoïdes, à l'anus ou aux extrémités inférieures. Mais rarement la réaction a été assez franche pour motiver des évacuations sanguines.

2° Hospice de la Charité, de Marseille.

120 cholériques, 102 décès, 18 guérisons. Le traitement a été basé, en général, sur les excitants et plus particulièrement les opiacés.

3° Asile St-Pierre (hospice des aliénés).

66 choléras graves, 47 décès, 19 guérisons. On a employé les émollients, les opiacés, les vomitifs, les stimulants, les antispasmodiques.

4° Hôpital civil et militaire de Nîmes. Chefs de service : MM. les docteurs Mutru et Plendoux aîné. 74 cholériques, 8 guérisons, 66 décès.

38 ont été atteints dans l'intérieur de l'hôpital, et presque tous sont morts dans la réaction typhoïde. Traitement : Ipéca, musc, éther, laudanum et la plupart des révulsifs. Le sulfate de strychnine, essayé par M. Plendoux, n'a pas réussi.

Parmi les malades qui ont guéri à Nîmes, on en cite deux qui n'ont voulu prendre que de l'eau sucrée d'abord, et un peu de vin de quinquina pendant la convalescence.

5° Hôpital civil et militaire d'Avignon. Chef de service : M. le docteur Deloulme.

298 cholériques, 105 guérisons, 193 décès.

Traitement : D'heure en heure et alternativement, une cuillerée de potion laudanisée à 50 gouttes, o d'une autre potion contenant 15 à 20 grammes acétate d'ammoniaque ; parfois l'ipéca, si l'algidité n'était pas trop prononcée. Eau froide en boisson, et à la volonté du malade, c'est-à-dire à haute dose; lavements laudanisés ou aluminés. Dans l'état typhoïde, musc seul ou associé au calomel. On a reconnu l'inutilité absolue des évacuations sanguines.

6o Hôpital civil et militaire d'Arles.

295 cholériques, 105 guérisons, 190 décès.

Traitement : Décoction blanche ; potions et lavements laudanisés, suos-nitrate de bismuth et belladone à faible dose; frictions avec le liniment dit Hongrois, parfois quelques sangsues à l'épigastre, qui n'ont paru produire d'effet qu'au début de la maladie.

7o Hôpital civil et militaire d'Aix.

180 cholériques, 80 guérisons, 100 décès.

Traitement : Potion avec laudanum, eau de menthe et éther sulfurique (soit médication excitante).

§ VIII.

Il n'est pas inutile peut-être d'ajouter à la revue hospitalière qui précède, la statistique des sept bureaux de secours établis à Marseille pendant l'épidémie. Ici encore nous ne tiendrons compte que des cas de choléra portés comme graves sur les rapports. Quant aux traitements qui ont été employés, ces mêmes rapports n'ont pu les mentionner, vu le nombre de médecins attachés à ces bureaux. Toutefois, il est facile de comprendre, à l'aide des notes fournies par les pharmaciens des bureaux, que toutes sortes de traitements ont été essayés, et par cela même les chiffres ne sont pas sans valeur.

Bureau de la rue d'Aix.

Nombre total des malades visités. 348

Choléras très graves 115
Décès 104
Guérisons. 11
Service médical : MM. Daniel, Leau, Behm, Gastal.

Bureau des Grands-Carmes.

Nombre total des cas 230
Choléras peu graves 121
Décès 116
Guérisons. 114
Service médical : MM. Barthès, Forcade, Barry,
Rougier, Reymond.

Bureau de la rue Coutellerie.

Choléras . . . 64
Décès. . . . 44
Guérisons . . 22
Service médical : MM. Despine, Bouquet, Garsin.

Bureau quai du Canal.

Choléras . . . 101
Décès. . . . 53
Guérisons . . 48
Service médical : MM. Hugues, Boze, Melchior Ro-
bert.

Bureau grand chemin de Rome.

Choléras . . . 179
Décès. . . , 90
Guérisons . . . 134
Service médical : MM. P. M. Roux, Pierson, Sicard,
Rey, Serre.

Bureau chemin de la Madeleine.

Choléras . . . 98
Décès. . . . 60
Guérisons. . . 38

Service médical · MM. Sauvet, Cruchet, Ed. Boyer.

Bureau de la Plaine.

Choléras .   .   . 114
Décès.   .   .   . 100
Guérisons.   .   . 14

Service médical : MM. Hubac, Pelacy, Daime, Paul de Sedwich.

§ IX.

Enfin, nous devons un relevé fort minutieux et péniblement acquis par notre élève et ami, M. Collin. Ici encore, je garantis la complète exactitude du résultat. En additionnant un à un les certificats signés par les médecins allopathes pendant le cours de l'épidémie, on arrive à une moyenne de 10,20 pour chaque médecin.

En faisant la même addition avec les certificats signés par les médecins dits homœopathes, on arrive à une moyenne de 8,90.

La proportion serait en faveur de ces derniers ; mais d'autres chiffres vont rétablir le bilan. Parmi les médecins allopathes, il en est jusqu'à 32 qui n'ont signé qu'un seul certificat de décès.

Le minimum de certificats signés par un médecin homœopathe est de deux.

L'infériorité de leur nombre pourrait toutefois expliquer la différence.

Or, voici comment on peut arriver à un calcul plus exact. Les médecins attachés aux bureaux de secours ont incontestablement visité beaucoup plus de cholériques qu'aucun de leurs confrères, en dehors des hôpitaux, et ont dû, par cela même, signer un plus grand nombre de décès. C'est, en effet, ce qui est arrivé.

En divisant le nombre des certificats de décès constatés aux bureaux de secours, on arrive à une moyenne de 22,9 pour la mortalité attribuable à chacun d'eux.

Parmi les médecins homœopathes, un seul par la position de sa clientèle a dû donner des soins à un grand nombre de cholériques, et s'approcher le plus sans l'atteindre du nombre de malades soignés en moyenne par chaque médecin attaché à un bureau de secours. Le chiffre des certificats signés par cet estimable confrère (1) est de 18 ! Par conséquent, toute proportion gardée, on arrive à un résultat presque identique de part et d'autre.

§ X.

Conclusion. — Il se peut que ces derniers chiffres ne soient du goût d'aucune des deux parties belligérantes et il est encore probable que le recensement assez étendu auquel nous venons de nous livrer portera dans les esprits un doute qui n'est à l'avantage de personne ; mais il ne nous appartient pas de changer les faits.

La tâche que nous nous étions imposée, nous l'avons remplie de notre mieux. Et, si ceux qui parcourront ces pages avec impartialité, y trouvent le reflet de ce qu'ils ont souvent pensé eux-mêmes, peut-être diront-ils aussi avec moi qu'en temps d'épidémie cholérique, tous les médecins consciencieux doivent prendre pour de-

1) M. le docteur G....

vise le mot d'Ambroise Paré, et répéter avec lui au chevet des malades : *Nous les soignons, que Dieu les guérisse !*

RELEVÉS GÉNÉRAUX

DE LA MORTALITÉ DE MARSEILLE

NOTÉS JOUR PAR JOUR DEPUIS LE 20 JUIN JUSQU'AU
20 NOVEMBRE 1854 (1).

M. Hippolyte Jouque,

Employé de la Mairie.

---

(1) Les relevés de M. Hippolyte Jouque offrent un incontestable intérêt statistique. On peut, en effet, se rendre compte non-seulement des diverses phases de l'épidémie, mais encore comparer jour par jour, et pendant le long espace de cinq mois, la marche de la mortalité ordinaire avec celle due exclusivement au choléra. La mortalité s'y trouve classée aussi par rapport au sexe, à l'âge, aux hospices et à la banlieue.

En publiant ces relevés, qu'il me soit permis d'adresser ici mes remercîments à M. Jouque, et de le féliciter sur les soins très remarquables qu'il a mis à s'acquitter d'une pareille tâche.

11

CHOLÉRA DE 1854.

JUIN.

Jours	DÉCÈS CHOLÉRIQUES.												hôpital militaire.	Total des choléric.	DÉCÈS non CHOLÉRIQUES.				Total général.
	VILLE.				BANLIEUE.				HOSPICES CIVILS.										
	hom.	fem.	enf.	Total	h.	fem	enf	Total	hom.	fem.	enf	Total			hom.	fem.	enf.	Total.	
20	»	»	»	»	»	»	»	»	»	»	»	»	1	1	7	6	12	25	26
21	»	»	»	»	»	»	»	»	»	»	»	»	»	»	3	4	9	16	16
22	»	»	»	»	»	»	»	»	»	»	»	»	3	3	»	4	17	21	24
23	»	»	»	»	»	»	»	»	»	»	»	»	2	2	5	1	10	16	18
24	»	»	»	»	»	»	»	»	»	»	»	»	1	1	7	8	19	34	35
25	»	»	»	»	»	»	»	»	»	»	»	»	4	4	4	4	11	19	23
26	»	»	»	»	»	»	»	»	»	»	»	»	3	3	3	5	17	25	28
27	»	»	»	»	»	»	»	»	»	»	»	»	4	4	3	5	15	23	27
28	»	1	»	1	»	»	»	»	»	»	»	»	1	2	7	8	15	30	32
29	»	»	3	3	»	»	»	»	»	»	»	»	4	7	3	5	16	24	31
30	»	»	»	»	»	»	»	»	»	1	»	1	2	3	6	5	10	21	24
Totaux	»	1	3	4	»	»	»	»	»	1	»	1	25	30	48	55	151	254	284

JUILLET.

Jours	DÉCÈS CHOLÉRIQUES.												hôpital militaire.	Total des cholériq.	DÉCÈS non CHOLÉRIQUES.				Total général.
	VILLE.				BANLIEUE.				HOSPICES CIVILS.										
	hom.	fem.	enf.	Total	h.	fem	enf	Total	hom.	fem.	enf	Total			hom.	fem.	enf.	Total.	
1	»	»	»	»	»	»	»	»	1	»	»	1	3	4	7	7	14	28	32
2	»	»	»	»	»	»	»	»	»	»	»	»	4	4	1	3	13	17	21
3	3	1	1	5	»	1	»	1	3	»	»	3	7	16	11	3	23	37	53
4	1	r	3	4	»	»	»	»	»	1	»	1	5	10	4	5	22	31	41
5	1	2	2	5	»	»	1	1	1	1	»	2	6	14	5	3	15	23	37
6	»	3	2	5	»	1	»	1	3	»	»	3	10	19	7	11	18	36	55
7	2	4	3	9	»	»	»	»	»	»	»	»	10	19	3	3	17	23	42
8	3	5	2	10	»	»	1	1	»	1	»	1	14	26	7	7	17	31	57
9	4	4	»	8	1	»	»	1	5	»	»	5	7	21	8	5	19	32	53
10	15	15	15	45	1	1	»	2	5	4	»	9	3	59	6	8	25	39	98
11	15	16	11	42	1	»	2	3	8	4	1	13	4	62	11	5	26	42	104
12	10	20	20	50	2	»	1	3	13	5	1	19	6	78	5	8	17	30	108
13	10	13	14	37	»	2	»	2	10	4	»	14	9	62	5	9	30	44	106
14	7	13	22	42	»	2	1	3	14	5	1	20	9	74	9	10	24	43	117
15	12	18	25	55	r	1	2	3	10	7	6	23	11	92	3	11	31	45	137
16	13	33	20	66	»	2	»	2	14	4	1	19	19	106	5	3	23	31	137
17	12	26	31	69	»	1	1	2	11	12	4	27	17	115	6	9	26	41	156
18	21	26	28	75	»	3	1	4	8	3	2	13	10	102	6	7	14	27	129
19	17	23	13	53	1	2	2	5	21	13	1	35	12	105	8	10	30	48	153
20	12	19	19	50	»	1	1	2	15	8	4	27	11	90	6	9	34	49	139
21	19	32	32	83	1	2	2	5	12	7	»	19	14	121	7	8	28	43	164
22	30	40	29	99	2	2	»	4	9	10	1	20	16	139	6	9	38	53	192
23	20	38	25	83	2	6	1	9	10	2	3	15	17	124	4	11	22	37	161
24	18	35	30	83	5	1	3	9	15	7	2	24	10	126	14	11	27	52	178
25	19	24	15	58	1	4	3	8	4	5	1	10	10	86	6	13	23	42	128
26	12	18	13	43	»	5	»	5	14	9	1	24	6	78	7	3	20	30	108
27	8	25	14	47	3	3	3	9	7	4	1	12	7	75	4	7	27	38	113
28	17	22	10	49	1	5	2	8	7	6	»	13	9	79	6	10	32	48	127
29	9	13	16	38	1	2	2	5	7	1	»	8	6	57	8	10	49	67	124
30	9	9	14	32	2	2	2	6	3	1	»	4	»	42	5	2	22	29	74
31	14	16	10	40	6	2	1	9	1	3	»	4	3	56	8	9	30	47	103
Totaux	333	513	439	1285	30	51	32	113	231	127	30	388	275	2061	198	229	756	1183	3244

AOUT.

Jours	** DÉCÈS CHOLÉRIQUES. ** VILLE. hom.	fem.	enf.	Total	BANLIEUE. h.	fem	enf	Total	HOSPICES CIVILS. hom.	fem.	enf	Total	hôpital militaire.	Total des cholériq.	DÉCÈS non CHOLÉRIQUES. hom.	fem.	enf.	Total.	Total général
1	10	9	9	28	2	6	»	8	2	»	»	2	5	43	8	2	23	33	76
2	10	10	10	30	3	4	1	8	2	1	2	5	3	46	1	6	30	37	83
3	11	4	6	21	2	2	1	5	»	5	»	5	2	33	2	5	25	32	65
4	1	9	5	15	1	4	3	8	3	1	»	4	2	29	4	7	19	30	59
5	6	10	3	19	1	2	1	4	2	1	»	3	1	27	4	8	10	22	49
6	4	5	2	11	2	2	3	7	3	1	»	4	3	25	6	7	14	27	52
7	3	4	4	11	1	1	»	2	2	»	»	2	»	15	3	6	17	26	41
8	8	5	3	16	»	»	2	2	»	1	»	1	»	19	5	4	18	27	46
9	2	3	3	8	1	»	1	2	2	»	»	2	3	15	4	4	22	30	45
10	3	3	3	9	3	»	1	4	3	1	»	4	2	19	4	4	16	24	43
11	2	2	»	4	»	1	»	1	2	»	»	2	4	11	4	7	13	24	35
12	1	2	2	5	2	2	»	4	2	»	»	2	2	13	2	1	9	12	25
13	1	3	»	4	»	»	5	5	1	»	»	1	8	18	»	2	9	11	29
14	3	4	3	10	1	»	1	2	»	1	»	1	6	19	6	3	13	22	41
15	3	3	2	8	»	1	»	1	2	»	»	2	4	15	2	4	14	20	35
16	»	1	3	4	»	»	»	»	1	»	»	1	4	9	7	6	6	19	28
17	»	2	»	2	»	»	»	»	»	1	»	1	3	6	9	1	10	20	26
18	»	3	1	4	1	»	»	1	»	»	»	»	5	10	3	6	10	19	29
19	3	»	»	3	1	1	»	2	2	»	»	2	1	8	3	5	16	24	32
20	3	2	1	6	»	»	»	»	1	»	»	1	1	8	4	1	9	14	22
21	1	2	4	7	1	»	1	2	»	2	»	2	1	12	3	9	10	22	34
22	2	2	2	6	»	1	»	1	1	»	»	2	2	11	3	1	11	15	26
23	2	2	»	4	»	»	»	»	1	»	»	1	2	7	7	1	10	18	25
24	»	3	»	3	»	»	1	1	3	1	»	4	1	9	7	5	13	25	34
25	1	1	3	5	»	»	»	»	»	»	»	»	2	7	6	4	12	22	29
26	3	»	1	4	»	»	1	1	»	»	»	»	2	7	4	4	11	19	26
27	2	4	»	6	»	»	»	»	»	»	»	»	»	6	1	2	4	7	13
28	1	»	1	2	»	»	»	»	1	2	»	3	1	6	5	7	12	24	30
29	1	1	»	2	»	»	»	»	1	2	»	3	1	6	4	3	5	12	18
30	1	1	»	2	»	1	»	1	3	»	»	3	»	6	2	4	10	16	22
31	1	1	»	2	»	»	»	»	»	»	»	»	1	3	5	3	12	20	23
Totaux	89	101	71	264	22	28	22	72	40	21	2	63	72	468	128	132	413	673	1141

SEPTEMBRE.

Jours	VILLE. hom.	fem.	enf.	Total	BANLIEUE. h.	fem.	enf	Total	HOSPICES CIVILS. hom.	fem.	enf	Total	hôpital militaire.	Total des cholériq.	DÉCÈS non CHOLÉRIQUES. hom.	fem.	enf.	Total.	Total général
1	»	»	2	2	»	1	»	1	1	»	»	1	»	4	6	2	7	15	19
2	1	3	1	5	»	»	»	»	·2	»	»	2	»	7	8	2	6	16	23
3	»	1	»	1	»	1	»	1	»	»	»	»	1	3	3	2	5	10	13
4	1	2	»	3	1	»	1	2	»	2	»	2	1	8	4	7	6	17	25
5	»	»	»	»	»	1	»	1	»	»	»	»	»	1	3	6	4	13	14
6	1	1	1	3	1	»	»	1	1	»	»	1	2	7	2	4	6	12	19
7	»	»	1	1	1	»	»	1	1	»	»	1	»	3	4	4	3	11	14
8	»	1	1	2	»	»	»	»	2	»	»	2	»	4	8	3	14	25	29
9	3	3	2	8	»	1	»	1	1	»	»	1	3	13	3	7	6	16	29
10	3	2	»	5	»	»	»	»	2	»	»	2	2	9	4	5	7	16	25
11	2	1	1	4	»	1	1	2	5	1	»	6	»	12	4	4	10	18	30
12	1	»	1	2	»	1	»	1	»	»	»	»	»	3	4	6	10	20	23
13	2	3	»	5	»	»	»	»	1	»	»	1	1	7	5	4	3	12	19
14	2	1	1	4	1	»	1	2	»	»	»	»	»	6	5	4	10	19	25
15	»	1	1	2	»	»	1	1	»	1	»	1	»	4	3	4	9	16	20
16	»	1	»	1	1	1	»	2	5	»	»	5	»	8	7	7	4	18	26
17	3	»	»	3	»	»	»	»	»	»	»	»	»	3	3	8	12	23	26
18	3	3	»	6	»	»	1	1	»	2	»	2	»	9	2	9	9	20	29
19	»	2	»	2	1	1	»	2	1	»	»	1	»	5	3	4	6	13	18
20	»	1	»	1	»	1	1	2	1	1	»	2	2	7	7	5	10	22	29
21	1	2	»	3	»	»	»	»	»	»	»	»	»	3	1	9	4	14	17
22	3	1	4	8	»	1	1	2	3	1	»	4	6	20	6	1	14	21	41
23	2	13	4	19	»	1	»	1	»	2	»	2	3	25	»	»	3	3	28
24	3	5	»	8	»	»	»	»	2	2	»	4	8	20	4	3	6	13	33
25	6	8	5	19	»	1	»	1	3	3	»	6	3	29	10	11	15	36	65
26	9	10	2	21	»	1	»	1	2	3	»	5	4	31	»	3	9	12	43
27	9	5	2	16	1	1	2	4	2	»	»	2	5	27	8	4	10	22	49
28	3	5	5	13	1	»	1	2	2	1	»	3	5	23	9	4	9	22	45
29	4	»	4	8	»	»	»	»	5	2	»	7	2	17	2	6	7	15	32
30	2	5	3	10	1	»	2	3	3	»	»	3	1	17	6	3	8	17	34
Totaux	64	80	41	185	9	14	12	35	45	21	»	66	49	335	134	141	232	507	842

OCTOBRE.

Jours	VILLE.				BANLIEUE.				HOSPICES CIVILS.				hôpital militaire.	Total des cholériq.	DÉCÈS non CHOLÉRIQUES.				Total général.
	hom.	fem.	enf.	Total	h.	fem	enf	Total	hom.	fem.	enf	Total			hom.	fem.	enf.	Total.	
1	1	»	3	4	»	1	»	1	1	1	»	2	5	12	5	6	14	25	37
2	3	2	3	8	2	2	2	6	2	»	»	2	1	17	6	8	5	19	36
3	1	2	3	6	»	»	»	»	1	1	»	2	2	10	5	9	9	23	33
4	»	2	3	5	»	»	»	»	1	»	»	1	3	9	4	6	5	15	24
5	4	2	2	8	1	»	»	1	»	»	1	1	1	11	4	6	7	17	28
6	5	2	3	10	»	»	»	»	»	»	»	»	»	11	6	3	11	20	31
7	1	4	»	5	»	»	»	»	3	»	»	3	»	8	3	7	8	18	26
8	2	1	»	3	»	»	»	»	1	»	»	1	1	5	5	4	2	11	16
9	1	2	1	4	»	»	1	1	2	»	»	2	2	9	10	5	6	21	30
10	»	»	1	1	»	»	»	»	2	»	»	2	3	6	6	5	4	15	21
11	»	»	»	»	»	1	»	1	2	»	»	2	1	4	7	7	9	23	27
12	»	2	2	4	»	»	»	»	»	»	1	1	»	5	8	6	6	20	25
13	»	2	»	2	»	»	»	»	»	»	«	»	1	3	6	4	7	17	20
14	»	»	1	1	»	»	»	»	»	»	»	»	»	1	7	1	9	17	18
15	»	2	1	3	»	»	»	»	2	»	»	2	»	5	4	2	2	8	13
16	4	»	»	4	»	»	»	»	»	»	»	»	2	6	5	8	7	20	26
17	»	2	»	2	»	»	»	»	»	»	»	»	1	3	9	1	9	19	22
18	»	»	»	»	»	»	»	»	2	»	»	2	»	2	8	6	4	18	20
19	1	»	»	1	»	»	»	»	«	»	»	»	2	3	11	6	6	23	26
20	2	»	»	2	»	«	»	»	»	»	»	»	2	4	3	»	11	14	18
21	»	»	»	»	»	»	»	»	»	1	»	1	1	2	5	4	5	14	16
22	»	»	»	»	»	»	»	»	»	»	»	»	»	»	2	3	4	9	9
23	»	1	1	2	»	»	»	»	1	»	»	1	»	3	5	2	4	11	14
24	1	»	1	2	»	»	»	»	2	»	»	2	2	6	11	4	3	18	24
25	1	»	»	1	»	»	»	»	»	»	»	»	1	2	4	2	5	11	13
26	»	»	»	»	»	»	»	»	1	»	»	1	1	2	5	9	6	20	22
27	»	»	»	»	»	»	»	»	»	»	»	»	3	3	5	3	3	11	14
28	»	»	»	»	»	»	»	»	»	»	»	»	1	1	6	4	7	17	18
29	»	»	»	»	»	»	»	»	1	»	»	1	1	2	1	6	6	13	15
30	»	»	»	»	»	»	»	»	»	1	«	1	»	1	5	7	8	20	21
31	»	»	»	»	»	»	»	»	»	»	»	»	»	»	7	4	4	15	15
Totaux	27	26	25	78	3	4	3	10	24	4	2	30	38	156	178	148	196	522	678

NOVEMBBE.

Jours	DÉCÈS CHOLÉRIQUES.														DÉCÈS non CHOLÉRIQUES.				Total général
	VILLE.				BANLIEUE.				HOSPICES CIVILS.				Hôpital militaire	Total des cholériq.					
	hom.	fem.	enf.	Total	h.	fem	enf	Total	hom.	fem.	enf	Total			hom.	fem.	enf.	Total.	
1	»	»	»	»	»	»	»	»	1	»	»	1	»	1	2	5	1	8	9
2	1	»	»	1	»	»	»	»	»	»	»	»	1	2	7	4	9	20	22
3	»	»	1	1	»	»	»	»	»	»	»	»	2	3	1	2	3	6	9
4	»	»	»	»	»	»	»	»	»	»	»	»	»	»	7	5	4	16	16
5	»	1	»	1	»	»	»	»	»	»	»	»	1	2	7	5	3	15	17
6	»	»	»	»	»	»	»	»	»	»	»	»	»	»	2	1	3	6	6
7	»	»	»	»	»	»	»	»	»	»	»	»	3	3	4	5	6	15	18
8	»	»	»	»	»	»	»	»	»	»	»	»	»	»	6	6	7	19	19
9	»	1	»	1	»	»	»	»	»	»	»	»	1	2	2	4	6	12	14
10	»	»	1	1	»	»	»	»	»	»	»	»	»	1	5	5	5	15	16
11	»	»	1	1	»	»	»	»	»	»	»	»	2	3	3	5	4	12	15
12	»	»	»	»	»	»	»	»	»	»	»	»	»	»	7	8	5	20	20
13	»	»	»	»	»	»	»	»	»	»	»	»	»	»	5	7	6	18	18
14	»	»	»	»	»	»	»	»	»	»	»	»	»	»	4	6	10	20	20
15	»	»	»	»	»	»	»	»	»	»	»	»	»	»	5	4	7	16	16
16	1	»	»	1	»	»	»	»	»	»	»	»	1	1	7	6	3	16	17
17	»	»	»	»	»	»	»	»	»	»	»	»	»	»	6	9	3	18	18
18	»	»	»	»	»	»	»	»	»	»	»	»	»	»	10	6	9	25	25
19	»	»	»	»	»	»	»	»	»	»	»	»	»	»	4	3	2	9	9
20	1	»	»	1	»	»	»	»	»	»	»	»	»	1	5	7	11	23	24
Totaux	3	2	3	8	»	»	»	»	1	»	»	1	10	19	99	103	107	309	328

RÉCAPITULATION.

	hom.	fem.	enf.	Total	h.	fem	enf	Total	hom.	fem.	enf	Total	Hôpital militaire	Total des cholériq.	hom.	fem.	enf.	Total	Total général
du 20 au 30 juin.	»	1	3	4	»	»	»	»	»	»	1	1	25	30	48	55	151	254	284
juillet	333	513	439	1285	30	51	32	113	231	127	30	388	275	2061	198	229	756	1183	3244
août	89	101	71	261	22	28	22	72	40	21	2	63	72	468	128	132	413	673	1141
sept.	64	80	41	185	9	14	12	35	45	21	»	66	49	335	134	141	232	507	842
ctob.	27	26	25	78	3	4	3	10	24	4	2	30	38	156	178	148	196	522	678
du 1er au 20 novem.	3	2	3	8	»	»	»	1	»	»	»	1	10	19	99	103	107	309	328
Totaux	516	723	582	1821	64	97	69	230	341	174	34	549	469	3069	785	808	1855	3448	6517

APPENDICE

REMARQUES

SUR

LE CHOLÉRA DE MARSEILLE EN 1855,

ADRESSÉES

A M. L. SAUREL, RÉDACTEUR EN CHEF DE LA *Revue Thér. du Midi,*

Par le Docteur SIRUS-PIRONDI,

Chirurgien en chef à l'Hôtel-Dieu.

Première Note.

Après avoir sévi cruellement sur la ville de Marseille pendant une partie de l'année 1854, le choléra fit, en 1855, une nouvelle invasion dans cette grande cité. Cette fois, l'atteinte fut légère. Il m'a semblé cependant que les renseignements que j'ai recueillis sur cette seconde invasion formeront un complément de quelque intérêt à la relation circonstanciée qu'on vient de lire. J'ai donc jugé à propos de reproduire les renseignements tels que j'ai eu l'honneur de les communiquer à un recueil scientifique du Midi.

On pourrait débuter, en écrivant ces lignes, par une interrogation et se demander s'il s'agit actuellement à Marseille de l'invasion d'une nouvelle épidémie? Probablement non, et, de l'avis de la plupart de nos confrères, nous n'avons que le retentissement, ou, si l'on aime mieux, les *éclaboussures* de ce qui se passe en Espagne, en Italie et en Orient. Toutefois, il ne faudrait pas soute-

12

nir cette thèse d'une manière trop absolue ; le choléra
affecte trop souvent des allures assez indépendantes
pour mettre en défaut les prévisions en apparence les
plus logiques. Conséquemment, on peut espérer que
nous ne sommes pas aujourd'hui au début de cette nouvelle épidémie, mais l'avenir seul décidera si ces espérances peuvent se transformer en certitude.

Tout en refusant à la maladie le caractère épidémique, ajoutons cependant qu'il ne faudrait pas que la
mortalité prît lentement et en détail, en 1855, ce qu'elle
a pris tout d'un coup et en gros en 1854. Mais n'antici-
pons point, et prenons les choses d'un peu plus haut.

Pendant la saison d'hiver, il n'y a pas eu de cholériques à Marseille, ni aux hôpitaux civils ou militaires, ni
en ville, que nous sachions. A la vérité parmi les fiévreux
arrivés d'Orient, et débarqués à l'hôpital militaire de la
Corderie, il en est plusieurs qui ont offert des symptômes
cholériques assez tranchés ; mais la plupart ont guéri, et
cela vous dit suffisamment qu'il ne s'est pas agi là d'atteintes cholériques bien caractérisées.

C'est vers la fin mai et au commencement de juin surtout que l'hôpital civil a commencé à recevoir des malades
chez lesquels les symptômes cholériques étaient devenus
plus tranchés. Au mois de juillet, les choses ont conti-
nué sur le même pied, sans changement notable. Ce
n'est que dans les premiers jours d'août que l'état sanitaire général a pris un caractère plus sérieux. On appor-
tait alors journellement à l'Hôtel-Dieu de trois à cinq
cholériques ; et presque en même temps le 89ᵉ de ligne,
arrivé depuis peu de Rome pour tenir garnison à Marseille, a commencé à fournir plusieurs cholériques à l'hôpital de la Corderie.

Il est digne de remarque que, dès le début, les cholériques reçus à l'Hôtel-Dieu provenaient, en grande majorité, du port, et appartenaient par conséquent à la classe dite des matelots. Si nous sommes bien informé, un seul navire portugais a envoyé huit cholériques à cet hospice ; un autre navire napolitain en a envoyé six, et un troisième, de la côte de Bretagne, quatre.

Nous ignorons, soit dit en passant, si quelques mesures hygiéniques, dictées par le plus simple bon sens, ont été employées à l'égard de ces trois navires. Dans le doute, nous passerons outre. Seulement nous tenons, avant d'aller plus loin, à vous faire constater un fait qui, il faut en convenir, ne prouve encore rien, mais qu'il est pourtant de notre devoir d'enregistrer : dans une salle de l'hôpital de la Corderie, renfermant dix lits, on a apporté, dans les premiers jours d'août, un premier cholérique, fourni par la garnison ; dès le soir, un malade de cette même salle, qui se trouvait en traitement depuis deux semaines environ, a été soudainement atteint, et tous deux sont morts en fort peu de temps. A l'Hôtel-Dieu, un fait analogue a eu lieu avec moins de précipitation : les cas déclarés dans l'intérieur de l'établissement n'ont été observés que quinze jours après l'admission des premiers cholériques ; et encore est-il juste d'ajouter que la grande salle des blessés la mieux aérée et la plus éloignée des salles destinées aux cholériques, est précisément celle qui, jusqu'à présent, a fourni le plus d'individus atteints dans l'hôpital.

A dater du 20 du mois d'août, le chiffre de la mortalité générale a augmenté, et jusqu'au 1er septembre, la moyenne des décès cholériques a été de vingt par jour, tout compris ; la population civile en a fourni plus de la moitié. Depuis le 1er septembre l'état sanitaire s'est aggravé encore : la moyenne des décès cholériques a monté de trente-cinq à quarante. La journée du 10 septembre a même dépassé ce dernier chiffre : sur quatre-vingt-sept décès qu'on a enregistrés, on peut raisonnablement en compter soixante comme dus au choléra.

Si, malheureusement, le chiffre de la mortalité se maintient aussi élevé, et, à plus forte raison, s'il augmente, il ne faut pas se dissimuler qu'on se trouvera alors en présence d'une nouvelle épidémie. Mais, comme. nous l'avons déjà dit au commencement de ces lignes, différentes circonstances nous font espérer que nous n'aurons pas à essuyer, en 1855, une calamité semblable à celle de 1854. Parmi ces circonstances, je noterai la principale, renfermée dans ce fait, que, jusqu'à présent, les maladies intercurrentes ordinaires à la saison n'ont pas cessé de se manifester en grand nombre ; on dirait même qu'elles sont plus fréquentes que de coutume. Il est fortement à désirer que nous ne nous fassions pas illusion.

Au point de vue étiologique, il nous serait difficile, pour ne pas dire impossible, de dire si dans l'état atmosphérique, il y a eu quelque changement notable : la chaleur est forte, la température très variable du matin au soir, les sauts barométriques incessants, etc. Mais nous nous rappelons avoir vu en 1852, une saison parfaitement identique à celle de 1855, et, sauf erreur, il n'y eut pas alors un seul décès cholérique à enregistrer. A la vérité, on parle aujourd'hui, plus que jamais, du défaut d'ozone sur différents points du globe ; et on ne manque pas de donner à ce fait d'analyse chimique de l'atmosphère une importance considérable. A Dieu ne plaise que nous voulions troubler les triomphes de la chimie moderne, et lui contester sérieusement les immenses services qu'elle rend à toutes les sciences en général, et à la médecine en particulier. Nous ne pouvons, toutefois, nous défendre d'une réflexion rétrospective : lorsque, il y a peu d'années, l'existence de l'ozone fut signalée, on s'est contenté de faire jouer à la diminution de ce corps une certaine influence sur la production des rhumes de cerveau. Certes, son importance s'est bien accrue depuis puisque l'on y voit la cause pathogénique du choléra ! Il est cependant permis de se demander comment il se fait que les variations quantitatives de cet ozone, qui assurément avait dû exister antérieurement à sa découverte, n'aient pas toujours donné lieu à la production du fléau sous forme épidémique ? Ajoutez que cette diminution d'ozone est régulièrement annoncée par tous les chimistes, à peu près dans tous les pays, pendant les fortes chaleurs, ce qui aurait dû produire, d'après la théorie, une épidémie universelle. Pour peu que le choléra s'étende encore, les chimistes pourraient finir par avoir raison cette année-ci ; mais, en ce cas, il faut avouer que l'ozone aurait mis quelque temps à produire son effet.

Les caractères du choléra, on le constate avec regret, ne sont pas, en 1855, complétement identiques à ceux de 1854. La maladie nous semble encore plus grave que par le passé, plus souvent et plus promptement mortelle, plus rebelle aux médications, qui, du reste, ne peuvent avoir le temps d'agir. Nous avons observé fort peu de diarrhées prémonitoires, et parmi les nombreuses diarrhées qui existent en ville et dans les hôpitaux, ce ne sont précisément pas les plus anciennes en date qui dégénèrent en choléra ; le plus souvent, deux ou trois selles liquides précèdent de peu d'heures seulement les symptômes cholériques les plus graves , et parfois ceux-ci débutent soudainement, lorsque l'individu paraissait jouir, peu auparavant, de la plus complète santé. L'abaissement du pouls, la suppression des urines, l'insensibilité de la peau, le grippement de la face, la perte de la voix se succèdent avec une effrayante rapidité ; la vie s'éteint, pour ainsi dire, avant qu'on se soit aperçu que l'individu est malade. Voilà pour les cas graves. Lorsqu'il s'agit d'atteintes cholériques moins sérieuses, les phénomènes que l'on observe ne sont pas moins remarquables : la réaction est, cette année-ci, d'une lenteur désespérante ; la température se relève, mais les selles continuent ; l'abattement ou la stupeur persistent ; les urines reprennent difficilement leur cours ; les yeux restent caves ; la physionomie exprime la souffrance ; on est sans cesse sur le qui-vive d'une rechute. Tout cela, du reste, n'exclut pas les cas de choléra sec, sans diarrhée ni vomissements, et, comme toujours, ceux-là ne sont pas les moins dangereux.

Nous disions tout à l'heure que les médications n'ont pas le temps d'agir. Complétons notre pensée en terminant notre communication par quelques mots sur le traitement.

Tous les moyens semblent réussir contre les affections purement diarrhéiques ; les astringents et les opiacés sont toujours en tête de la plupart des prescriptions ; ajoutez à cela quelques teintures-mères, telles que celle de camomille, qui continue à produire de bons résultats, particulièrement chez les enfants. Malheureusement, les résultats ne sont plus les mêmes lorsqu'il s'agit de combattre le choléra confirmé, et si, l'an dernier, la proportion des guéris était de 1 sur 2, il est à craindre que, cette année-ci, cette proportion, si peu consolante qu'elle soit, ne puisse pas même être atteinte. A ce sujet, nous ne pouvons passer sous silence l'excellente mesure prise cette fois par l'administration municipale, aidée par celle

des hospices. Voyant que, sur les premiers 80 cholériques admis à l'Hôtel-Dieu et traités par les chefs de
service, plus de la moitié avaient succombé en fort peu
de temps, l'administration a dû songer à toutes les mer-
veilles de l'homœopathie, qui avaient fait réellement trop
de bruit pour rester inconnues en dehors du monde médical, et dans l'intérêt de ses administrés, elle a voulu
créer à l'Hôtel-Dieu un service qui serait exclusivement
dirigé par des médecins homœopathes. M. le docteur
Chargé a été appelé à la tête de ce service qui a commencé à fonctionner dès le 1er septembre. Pas n'est besoin
de vous dire que beaucoup de médecins consciencieux,
désolés de ne posséder encore aucun spécifique contre
le choléra, eussent été heureux d'accepter avec empres-
sement et reconnaissance les spécifiques hahnemaniens
s'il y en avait eu. Mais, hélas ! l'attente n'a pas répondu
aux promesses par trop exagérées qui avaient été faites,
et, après huit jours de services publics, il a fallu constater que, sur 26 cholériques admis dans les salles homœopathiques, 20 avaient déjà succombé ; ce qui a donné une
proportion, dans la mortalité, moins consolante encore
que dans les salles des allopathes. Ce résultat a étonné
le chef de service lui-même, qui, fatigué autant que dé-
couragé, a renoncé à la lutte sur le seul terrain sur lequel elle soit réellement acceptable. Les amis mêmes de
M. Chargé n'ont pu approuver cette retraite précipitée,
motivée d'ailleurs sur des circonstances qui sont toujours
inséparables d'un service hospitalier en temps d'épidémie ; mais, en revanche, tout le monde a hautement ap-
prouvé la mesure prise en cette circonstance par l'autorité et par l'administration des hospices. Lorsqu'une lutte
acharnée existe parmi les membres d'un même corps
scientifique, lorsque les uns affirment avec une assurance

pas toujours bien modeste, et lorsque les autres nient avec un acharnement qui n'est pas toujours très mesuré, le seul moyen de mettre une honorable fin à la lutte, de calmer l'anxiété fort naturelle des clients, c'est d'en appeler loyalement à l'expérimentation publique. Le combat a eu lieu à armes loyales, et, heureusement pour nous et pour nos écoles, la victoire la plus complète est restée aux saines doctrines hippocratiques,

P. S. Depuis que nous avons rédigé cet article (12 septembre) le chiffre de la mortalité générale est descendu au-dessous de 50, et celui de la mortalité cholérique n'a pas atteint 25. Il semble donc permis de conclure que l'état sanitaire de Marseille rentre de jour en jour dans ses conditions normales.

Deuxième Note.

I. Tout en avouant que notre ville a eu quelque ch ose de plus que des *éclaboussures*, nous sommes heureux de constater que la mortalité journalière est maintenant descendue à son chiffre le plus faible ; et si quelques atteintes cholériques se présentent encore par-ci par-là, on peut réellement croire à l'extinction à peu près complète de la maladie.

Le correctif *à peu près* nous est dicté par une considération fort simple, que le passé nous lègue et que le présent confirme : c'est que, de longtemps, et sauf événement très-imprévu, on ne saurait espérer l'annihilation totale de germes qui, dans des circonstances données, pourront éclore isolément partout où aura passé une épidémie cholérique. Et il est malheureusement peu de pays aujourd'hui, dans l'ancien comme dans le nouveau monde, qui puissent se croire à l'abri d'une pareille visite.

II. Pour bien juger de la force et de la gravité d'une invasion cholérique, il ne suffit pas de connaître le nombre de décès attribués à la maladie ; il faudrait encore pouvoir parvenir à connaître, avec exactitude, le nombre général des individus atteints. Mais, quel que soit le bon vouloir de tous à cet égard, une statistique complète est, sous ce rapport, chose impossible : soit calcul, soit erreur ou simple illusion, là où les uns diagnostiquent un état morbide sans importance, un prodrome insignifiant, une légère influence enfin, d'autres trouvent une atteinte caractérisée, bien confirmée, si ce n'est même très-grave. Dès lors, il faut renoncer à tout relevé exact.

A défaut donc d'une appréciation complète, telle qu'on la comprend, il faut avoir recours à un calcul approximatif basé sur le mouvement des hôpitaux et la mortalité générale. Sous ce double rapport, les chiffres suivants ont leur signification :

1° Depuis le 26 juillet jusqu'au 25 octobre, 534 cholériques, de tout sexe et de tout âge, ont été admis dans les salles spéciales de l'Hôtel-Dieu, soit apportés du dehors, soit atteints dans l'hôpital même. Sur ce nombre il y a eu 334 décès, ainsi repartis :

Hommes.	250
Femmes.	75
Enfants.	9
Total.	334

Depuis le 27 août jusqu'au 25 octobre, l'hospice de la Charité a compté 49 cholériques, dont 14 hommes, 14 femmes (tous très avancés en âge) et 21 enfants. Il y a eu 34 décès.

Hommes.	14
Femmes.	8
Enfants.	12
Total.	34

A dater du 15 au 20 août jusqu'au 22 octobre, le

hôpitaux militaires ont reçu 231 cholériques : 69 à l'hôpital du chemin de Lodi et 162 à la Corderie. Sur ce
nombre, il y a eu 112 décès, dont 77 à la Corderie, et 35
à l'hôpital principal.

2° Dans le courant du mois d'août (1), l'état civil de la
commune de Marseille a enregistré 999 décès, dont 195
cholériques. Dans le mois de septembre, le chiffre général des décès est monté à 1,782, dont 933 cholériques.

Du 1er au 22 octobre, il n'y a eu que 769 décès, dont
282 cholériques.

La journée du 23 a donné 22 décès : 16 ordinaires,
dont 5 enfants, et 6 cholériques, dont 1 enfant.

En additionnant tous ces chiffres, on arrive à un total,
pour ces onze semaines de maladies, de 3,550 décès,
dont 1,410 cholériques.

Si on défalque de ce nombre les 112 décès militaires,
il reste le chiffre 1,298 pour représenter le nombre d'individus qui, dans cette période, ont succombé aux atteintes du choléra, soit en ville, soit à l'hôpital civil.
C'est beaucoup trop sans doute, mais, en comparant ces
chiffres à ceux de 1854, il est permis de conclure qu'il

---

(1) Pour rectifier une erreur, quoique de peu d'importance, com-
mise dans notre première communication, il est utile de faire observer ici que depuis la fin de l'épidémie de 1854, les mois d'*avril*
et *mai* sont les seuls, en 1855, pendant lesquels aucun décès cholérique n'a été déclaré à l'état civil.

Ainsi, en janvier (1855) 590 décès, dont 1 cholérique

en février	—	575	—	2 —
en mars	—	617	—	3 —
en avril	—	560	—	0 —
en mai	—	507	—	0 —
en juin	—	578	—	4 —
en juillet	—	732	—	14 —

ne s'est pas agi, pour cette fois, d'une invasion épidémique bien grave, eu égard surtout à cette circonstance majeure que, en 1855, la population, dès le début, a fait bonne contenance, et que l'émigration a été nulle.

III. Après chaque réapparition cholérique, le corps médical doit se demander quels sont les enseignements pratiques que les nouvelles observations qu'il vient de recueillir lui apportent. Mais, jusqu'à ce jour au moins, il est à craindre que le bagage de nos honorables confrères soit aussi léger que le nôtre. On dirait même que toute nouvelle invasion se charge de détruire les illusions qu'on s'était faites à l'invasion précédente.

Cependant tout ce qu'on voit et tout ce qu'on observe n'est pas toujours inutile à connaître. Il est même certains faits auxquels on ne peut refuser une convenable publicité (1), ne serait-ce que pour exciter le zèle de tous les observateurs dans une question des plus importantes, et qui, en fin de compte, touche aux intérêts les plus sacrés des populations.

Voici ce que je puis avancer et garantir comme fait authentique. Le 13 septembre, le paquebot *Egyptus* est parti de Marseille pour Oran, ayant à son bord quel-

---

(1) A propos de publicité, qu'il me soit permis de regretter que, dans notre camp allopathique, on ait cru devoir donner, *en dehors de la presse médicale,* un si grand retentissement à l'essai tenté à l'Hôtel-Dieu de Marseille, par M. le docteur Chargé. Malgré les sentiments d'amitié qui m'unissent à cet honorable confrère, dont j'estime le caractère autant que j'apprécie le savoir, je n'ai pas hésité, pour mon compte, à publier, dans cette *Revue*, des faits utiles à connaître ; mais il me semble qu'il eût été de meilleur goût de maintenir dans un cercle purement médical la constatation du triomphe de nos doctrines.

ques passagers civils, plusieurs colons et un certain nombre de militaires appartenant, pour la plupart, à un régiment qui a tenu et tient encore garnison en cette ville. Dès les premières heures de la traversée, on s'aperçoit que plusieurs de ces militaires sont atteints de diarrhée, et deux succombent avant d'aborder la côte d'Afrique.

L'*Egyptus* arrive à Oran le 16 septembre, débarque tout son monde, et les militaires atteints de diarrhée sont conduits ou portés à l'hôpital. Deux d'entre eux succombent à une atteinte cholérique dès le premier jour du débarquement, et dès le lendemain, deux des malades qui se trouvaient déjà dans la salle, avant l'arrivée des passagers de Marseille, sont atteints eux-mêmes et meurent du choléra.

Cinq ou six jours après, le même hôpital compte déjà vingt-cinq cholériques, et le nombre des décès s'est élevé en un seul jour à sept.

Avant l'arrivée de l'*Egyptus*, *pas un seul* cas cholérique n'avait été vu à Oran, ni à l'hôpital militaire, ni en ville. Après l'arrivée du paquebot et le débarquement d'un certain nombre de malades, sous l'influence encore de l'état sanitaire de Marseille, le choléra se déclare dans l'établissement où ces malades sont reçus ! Cela vaut la peine d'être médité.

A la suite de ce fait très sérieux, trop sérieux peut-être, j'en consignerai un autre qui l'est beaucoup moins, qui pourrait même égayer notre esprit s'il n'y avait pas au fond un événement toujours regrettable.

Vous ne pouvez avoir ignoré l'avénement de *certains Indiens*, qui, fatigués pourtant de tous les succès obtenus à Cadix, ont dédaigné cette pauvre ville de Malaga, qui aurait eu probablement grand besoin d'eux, et ont eu la généreuse intention de venir offrir leur dévoûment à notre cité.

Notre mission n'a pas été fort heureusement de suivre ces Messieurs et de narrer leurs faits ; mais je ne puis passer sous silence celui dont j'ai été témoin le 3 octobre. Une pauvre mère de famille, âgée de trente-cinq ans, de passage à Marseille pour se rendre en Orient, est atteinte, vers les trois heures du soir, de symptômes prodromiques graves. Placée par le hasard entre les mains des *Indiens*, on commence aussitôt à l'*opérer*. La recherche de la fameuse boule dura plusieurs heures, au bout desquelles on fit appeler le maître de l'hôtel où cette dame logeait, et on lui tint le langage suivant : « La malade est maintenant guérie du choléra, mais elle « va succomber à un *anévrisme* dont elle vient de nous « faire l'*aveu* (*sic*) ! » Après quoi ces Messieurs se retirèrent devant l'*incurabilité* de la maladie du cœur.

Effrayé de l'aspect cadavérique de la malade, le maître de l'hôtel nous manda à la hâte (il était alors dix heures du soir), et nous fit le récit que nous venons de transcrire mot pour mot. Il ne fut que trop facile de constater un état algide complet, avec tout le cortége des derniers symptômes, qui mirent tristement fin au drame à deux heures du matin.

Peut-être aucune médication raisonnable n'eût mieux réussi ; mais, dans le doute, et en supposant même, par impossible, que le fait que nous narrons soit exceptionnel, on se demande si l'on devrait tolérer que le premier venu, sans titre aucun et sous prétexte de méthode indienne, japonaise, ou malaque, puisse s'arroger le droit d'abuser à son gré de la crédulité du public. C'est là encore une question grave que nous laissons à d'autres le soin d'élucider.

IV. Nous terminerons ces lignes par une dernière considération, qui nous est suggérée par l'intéressante communication faite le 8 octobre, à l'Académie des sciences
par M. le docteur Bourguignon. L'idée-mère de notre
savant confrère est on ne peut meilleure, et il est certes
bien à souhaiter que les expériences qu'il appelle, dans
le but d'établir le traitement préservatif des maladies in-
fectieuses *irrécidivables* par l'inoculation de leurs produits
morbides, soient couronnées de succès. Nous croyons
aussi, avec M. Bourguignon, que la zoopathologie et la
pathologie comparée, mises sérieusement à contribution,
pourront peut-être fournir d'utiles indications, et ce ne
serait pas une faible gloire pour l'auteur que d'avoir tracé
avec tant de logique la voie à parcourir dans ces recherches, lors même que l'on ne réussirait à trouver que la
prophylaxie de la fièvre typhoïde.

.Mais nous regrettons de ne pouvoir admettre, avec
M. Bourguignon, l'*irrécidivabilité* du choléra. Dans un
travail actuellement soumis à des commissions académi-
ques, j'ai dit et prouvé, par des exemples, à l'occasion de
l'épidémie de 1854 qu'une première atteinte cholérique
n'accordait aucune immunité à ceux qui en avaient guéri.
De nouveaux faits, observés en 1855, nous autorisent à
croire que la deuxième ou la troisième atteinte est ordinairement plus faible que la première ou la seconde ; cela
est vrai. Mais, parfois aussi, c'est tout le contraire qui
arrive, et il ne faudrait pas avoir sous ce rapport un excès de sécurité.

Quoi qu'il en soit, sans préjuger de l'avenir, et sans
désespérer de tout ce que le progrès bien compris peut
nous donner en fait de prophylaxie générale et même
pour un traitement préservatif du choléra, nous répéterons aujourd'hui ce que nous disions le 23 juillet

1854 (1) : « En voyant certaines populations si fréquemment visitées (le mot est modeste) par une maladie dont
l'importation ne fera bientôt plus doute pour personne,
il nous paraît urgent que l'on avise très sérieusement
aux moyens de limiter et éteindre un premier foyer. »

(1) *Revue thérapeutique du Midi,* t. VII, p. 46.

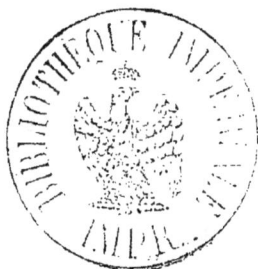

TABLE DES MATIÈRES.

CHAPITRE III.

Etat général de la ville.

CHAPITRE IV.

DEUXIÈME PARTIE.

ÉTUDES SUR L'IMPORTATION ET LE MODE DE PROPAGATION
DU CHOLÉRA.

CHAPITRE Ier.

CHAPITRE II.

TROISIEME PARTIE.

INVASION DU CHOLÉRA EN PROVENCE.

CHAPITRE Ier.

CHAPITRE II.

CHAPITRE III.

QUATRIÈME PARTIE.

MARCHE, SYMPTOMES ET TRAITEMENT DU CHOLÉRA EN 1854.

CHAPITRE Ier.

CHAPITRE II.

CINQUIÈME PARTIE.

MESURES PRÉVENTIVES ET PROPHYLACTIQUES.

CHAPITRE Ier.

FIN.

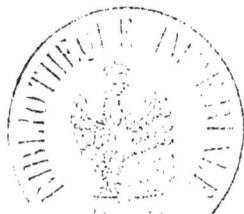